PERFECT MASTER

歯科国試
パーフェクトマスター

歯科麻酔学

砂田勝久　著

第2版

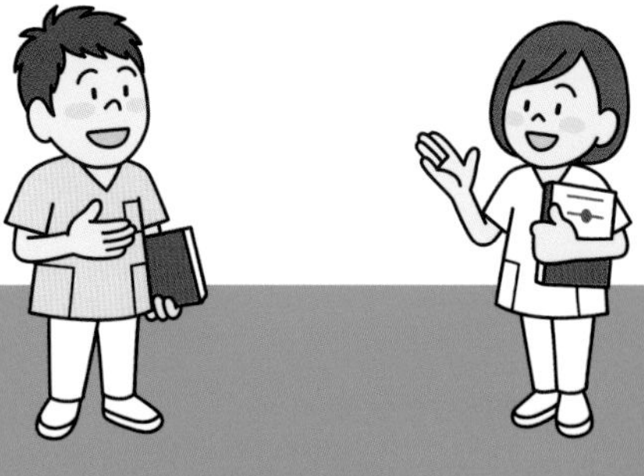

医歯薬出版株式会社

執筆者一覧

日本歯科大学生命歯学部歯科麻酔学講座

砂田勝久

本書中のマークの見方

Check Point	：各章の最も大切な項目
よくでる	：歯科医師国家試験に頻出の内容
CHECK!	：必ず押さえておきたい重要ポイント
（点線の角丸枠）	：大切なキーワード，キーポイント
（点線の枠）	：理解を助ける補足
コラム	：著者からのアドバイス

はじめに

歯科国試パーフェクトマスター『歯科麻酔学』が出版されてから４年が過ぎました．この間に出題傾向も変わり，また国家試験出題基準も令和５年版となりました．そこでこの機会に，改定されたガイドラインに沿って内容を修正し，さらに不足しているところ，とりわけ有病者の歯科治療とペインクリニックに関する項目を追加しました．

近年ますます難化している歯科医師国家試験ですが，歯科麻酔学の領域でも驚くほど専門的な問題が出題されており，出題基準を網羅すれば自ずと本書も厚く重くなってしまいます．多くの教科を学ばなければならない皆さんにとって，歯科麻酔学ばかりに時間をかけるわけにはいきません．以上の点からボリュームをできるだけ増やすことのないように，基礎的知識には簡単な解説を入れ，臨床的項目ではポイントを簡潔にまとめるように心がけました．

要点の確認や復習に，どうぞ本書を利用してください．

2022年7月

砂田勝久

歯科国試パーフェクトマスター

歯科麻酔学　第2版　目次

Chapter 1　神経の解剖と生理 …… 1
Chapter 2　呼吸器の解剖と生理 …… 10
Chapter 3　循環器の解剖と生理 …… 16
Chapter 4　局所麻酔 …… 21
Chapter 5　全身麻酔 …… 36
Chapter 6　精神鎮静法 …… 50
Chapter 7　BLS・ALS …… 54
Chapter 8　有病者の歯科治療 …… 59
Chapter 9　救急処置が必要な症状・病態 …… 75
Chapter 10　ペインクリニック …… 82
付録　おもな救急薬・アドレナリンと相互作用を示す常用薬 … 88
文献 …… 89
索引 …… 91

Chapter 1

神経の解剖と生理

Check Point

- 解剖学的分類と機能的分類を覚える.
- 自律神経と運動神経の神経伝達物質を覚える.
- 活動電位の発生が説明できる.

I. 神経系の分類

解剖学的には中枢神経と末梢神経，機能的には体性神経と自律神経に分類される.

A 解剖学的分類

中枢神経：脳と脊髄をさし，体の機能をコントロールする司令塔である.

末梢神経：脳から出る脳神経と脊髄から出る脊髄神経をさし，司令塔からの指示を伝える電線の働きをする.

- 解剖学的分類
  - 中枢神経系
    - 脳
    - 脊髄
  - 末梢神経系
    - 脳神経
    - 脊髄神経
- 機能的分類
  - 体性神経系
    - 感覚神経
    - 運動神経
  - 自律神経系
    - 交感神経
    - 副交感神経

解剖学的分類と機能的分類がある.

B 機能的分類

体性神経：脳からの指令を各器官に伝えたり，各器官に加えられた感覚を脳に伝える．脳から筋肉へ刺激を伝える運動神経と，痛み，温度，触覚などを脳に伝える感覚神経に分かれる.

自律神経：脳が意識しない情報を伝える．体が活動するときに働く交感神経と，休息するときに働く副交感神経に分かれる．

Ⅱ．ニューロンと神経線維

A ニューロン

神経細胞全体をニューロンとよび，細胞体，軸索，樹状突起からなる．

無髄線維：数本の軸索がまとまってシュワン細胞に囲まれている．

有髄線維：軸索がミエリン鞘（幾重にも重なったシュワン細胞）で覆われている．

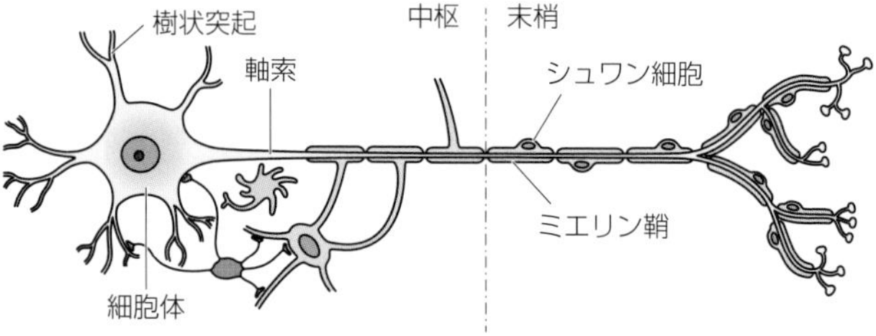

細胞体，軸索，樹状突起などからなる．

B 神経線維の分類

有髄線維：直径の太い方から，運動を伝えるAα線維，触覚・圧覚を伝えるAβ線維，筋肉の状態（深部感覚）を伝えるAγ線維，温度・痛覚を伝えるAδ線維，自律神経節前線維のB線維に分類される．

無髄線維：C線維ともよばれ，痛覚を伝える感覚線維と自律神経節後線維を含む．

	種類	機能
有髄	Aα	運動
	Aβ	触覚，圧覚
	Aγ	深部感覚
	Aδ	温度・鋭い痛み
	B	自律神経節前線維
無髄	C	自律神経節後線維・鈍い痛み

鋭い痛みはAδ線維，鈍い痛みはC線維が伝える．

Ⅲ. シナプスと神経伝達物質

A シナプス

ニューロンが，他のニューロンや器官と接続している部分をシナプスとよぶ．大部分のシナプスでは，活動電位(→p.5参照)の代わりに，神経伝達物質が刺激を伝える．活動電位によって生じた電流を活動電流という．

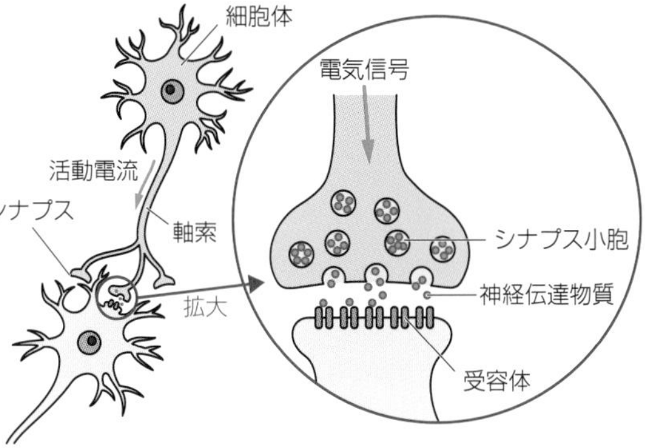

B 神経伝達物質

アセチルコリン：交感神経の節前線維と節後線維，副交感神経の節前線維と節後線維および節後線維と各器官，運動神経末端と筋の間で刺激を伝える．

ノルアドレナリン：交感神経の節後線維と各器官の間で刺激を伝える．

その他：感覚神経ではドパミン，γ-アミノ酪酸(GABA)，セロトニン，オピオイドなどが刺激を伝える．

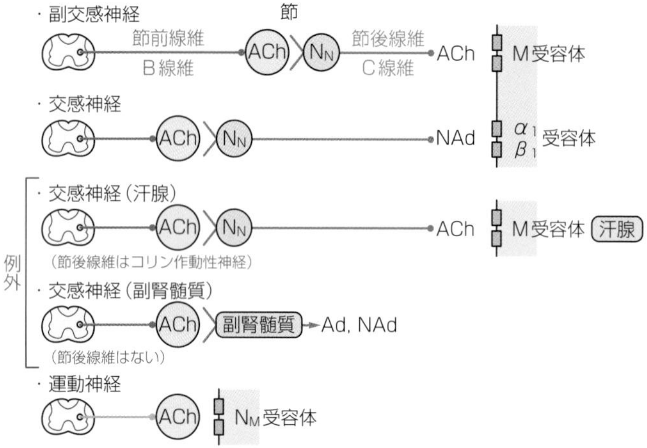

ACh：アセチルコリン
Ad：アドレナリン
NAd：ノルアドレナリン
N_M受容体：ニコチン受容体(筋肉型)
N_N受容体：ニコチン受容体(神経型)
M受容体：ムスカリン受容体

自律神経と運動神経における神経伝達物質
AChの受容体にはニコチン受容体とムスカリン受容体がある．NAdを伝達物質とする神経をアドレナリン作動性神経，AChを伝達物質とする神経をコリン作動性神経とよぶ．

Ⅳ．活動電位

A 静止膜電位

① すべての細胞は，細胞膜上のNa^+ポンプ(Na^+/K^+-ATPase)によって細胞内のNa^+を細胞外に，細胞外のK^+を細胞内に移動させている．その結果，細胞の内側にはK^+，外側にはNa^+が多い．

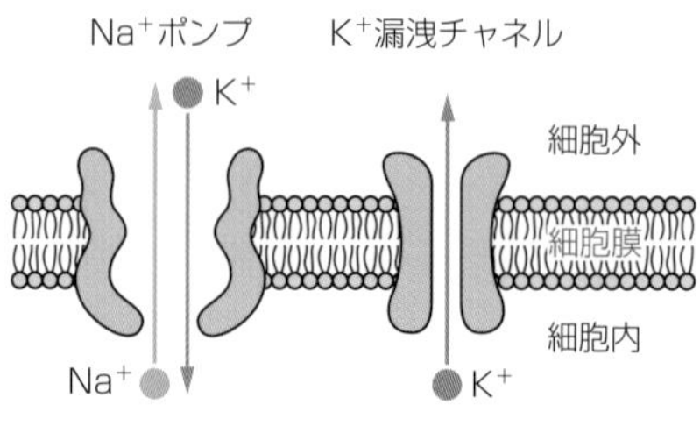

細胞膜のNa^+ポンプとK^+漏洩チャネルによって細胞内が－70 mVに保たれている．

②細胞膜上にはK^+だけを通す穴（K^+漏洩チャネル）も開いている．

③細胞内の多量のK^+はチャネルを通って細胞外へ移動するため（濃度勾配による移動），細胞内は細胞外に比べて電気的にマイナスとなる．

④陽イオンのK^+はマイナスとなった細胞内に引き戻される（電位勾配による移動）．

⑤濃度勾配と電位勾配が釣り合ったところでK^+の移動が見かけ上止まる．

以上より，細胞内は細胞外に比べて70 mV低い電位（静止膜電位）を示す．

CHECK　K^+移動のポイント

細胞膜にはK^+を細胞内から細胞外に積極的に移動させるポンプと，多い方から少ない方へ通すチャネルの2種類の通り道がある．

B 活動電位の発生（脱分極）・刺激の伝導・再分極

①神経細胞の細胞膜に刺激が加わると，陽イオンを通す穴（TRPV1受容体）が開いてCa^{2+}やNa^+が細胞内に流入し，起動電位が発生する．

②起動電位が集まるとNa^+だけを通す穴（電位依存性Na^+チャネル）が開く．

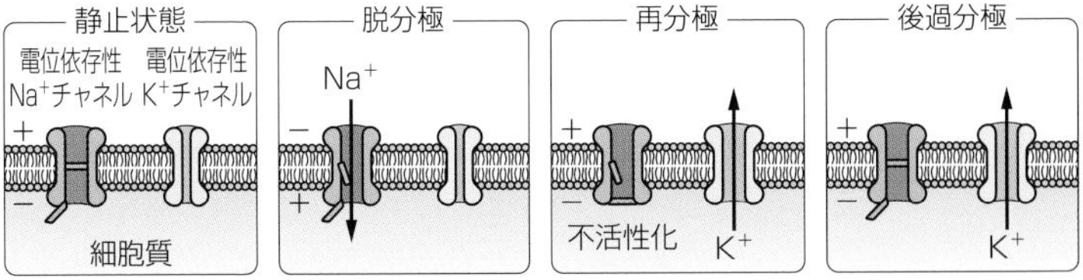

静止状態では電位依存性チャネルは閉じている．

脱分極が始まると，まずNa^+チャネルのゲートが開き，Na^+が流入する．

脱分極が続くとNa^+チャネルは不活性化し，K^+チャネルが開く．

静止膜電位まで分極すると，Na^+チャネルの不活性化は解除される．

細胞膜のNa^+チャネルを通じてNa^+が細胞内に流入し活動電位が生じる．次いで電位依存性K^+チャネルが開いてK^+が細胞外に流出する．

③開いた電位依存性Na^+チャネルを通じて細胞外のNa^+が細胞内に流入し（脱分極），Na^+チャネル周囲では細胞内が電気的にプラスになる（活動電位）．

④Na^+チャネルの細胞内側が局所的にプラスになると，周囲の電位依存性Na^+チャネルが開き，新たな活動電位が発生する（活動電流）．

⑤電位依存性Na^+チャネルに続いて電位依存性K^+チャネルが開き，細胞内のK^+が細胞外へ出ていく．

⑥細胞内は再びマイナスとなり静止膜電位に戻る．

CHECK　活動電位発生のポイント

活動電位の発生には電位依存性Na^+チャネルが不可欠である．神経細胞の細胞膜には無数の電位依存性Na^+チャネルが並んでいる．

C 跳躍伝導

有髄線維における刺激の伝達方法を跳躍伝導とよぶ．ミエリン鞘は絶縁体であり，切れ目部分（ランビエ絞輪）のNa^+チャネルで生じた活動電位は，次のランビエ絞輪まで飛んでその部分のNa^+チャネルを開く．絞輪間の距離は1～2mmのため，活動電位は飛び飛びに生じることになる．その結果，刺激の伝達速度が速くなる．

V．頭頸部における神経の伝達経路

A 頭頸部における運動の伝達経路

大脳皮質運動野を出た刺激は，橋や延髄の脳神経核で顔面神経や三叉神経などの運動神経線維を含む脳神経に乗り換えて（シナプスをつくって）目的の筋に伝わる（錐体路）．

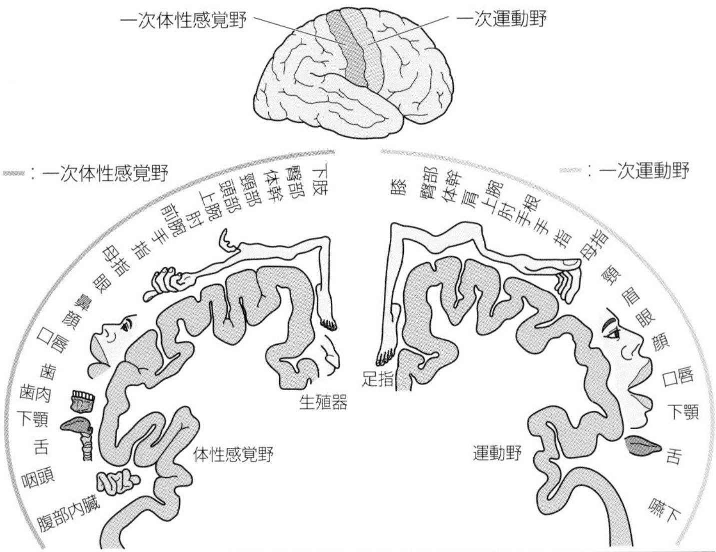

ペンフィールドのホムンクルス
大脳皮質感覚野および運動野と支配部位を示す.

つまり脳から出た刺激は，1個のシナプスを経由して(2本の神経線維で)筋肉まで届く．また錐体路を通らない経路(錐体外路)も存在し，運動を調節している.

B 頭頸部における感覚の伝達経路

皮膚，粘膜，歯髄に加わった刺激は主に三叉神経を経由して，橋の三叉神経核で2本目の神経線維とシナプスをつくる．2本目の神経線維は視床で3本目の神経線維とシナプスをつくる．3本目の神経線維が最終的に大脳皮質感覚野に刺激を伝える.

つまり痛覚，触覚，温度刺激などは，3本の神経線維，2個のシナプスを経由して大脳皮質まで届く.

C 自律神経の伝達経路 (→p.4参照)

自律神経中枢：視床下部に存在する．

交感神経：視床下部を出た交感神経線維は，第1胸髄から第2腰髄で節前線維とシナプスをつくる．胸・腰髄を出た節前線維は脊髄神経節中で節後線維とシナプスをつくり，アセチルコリンが刺激を伝える（上部胸髄から出た節前線維が節後線維とシナプスする部分を星状神経節という）．節後線維は目的の器官とシナプスをつくり，ノルアドレナリンが刺激を伝える．

副交感神経：視床下部を出た副交感神経線維は，脳幹の動眼，顔面，舌咽，迷走神経核または仙髄で節前線維とシナプスをつくる．脳幹を出た節前線維は，各脳神経節で節後線維とシナプスをつくる．仙髄を出た節前線維は，目的の器官の近くで節後線維とシナプスをつくる．節後線維は目的の器官とシナプスをつくり，アセチルコリンが刺激を伝える．

つまり脳または脊髄を出た刺激は，2本の神経線維，1個のシナプスを経由して目的の器官まで届く．

D 神経核と神経節

神経節：神経細胞が末梢神経系内で集合している部分．ガッセル神経節には三叉神経の細胞体がある．

神経核：神経細胞が中枢神経系内で集合している部分．延髄および脊髄の三叉神経中脳路核，主知覚核，脊髄路核には視床に延びる神経線維の細胞体がある．

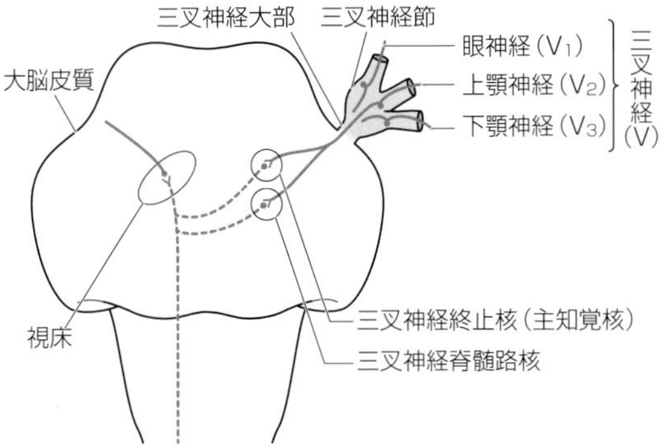

三叉神経核と三叉神経節（ガッセル神経節）

三叉神経節には眼神経，上顎神経，下顎神経の細胞体が，三叉神経核には三叉神経節の各細胞体から伸びた神経線維と視床を結ぶ神経線維の細胞体がある．

Chapter 2

呼吸器の解剖と生理

Check Point

- 略号とその意味を覚える.
- 基準値を覚える.
- 酸素飽和度と酸素分圧の違いが説明できる.

I. 呼吸器の解剖

A 気道

鼻腔・口腔，咽頭，喉頭，気管・気管支，肺胞を気道という．喉頭の内腔には左右の声帯とその間の通路（声門）がある．

B 声門

声帯は迷走神経の枝の反回神経（下喉頭神経）に支配されている．両側の反回神経麻痺が生じると声門が閉鎖して気道閉塞が生じる．喉頭部の刺激に対して声帯が反射性に閉鎖することを喉頭けいれんという．

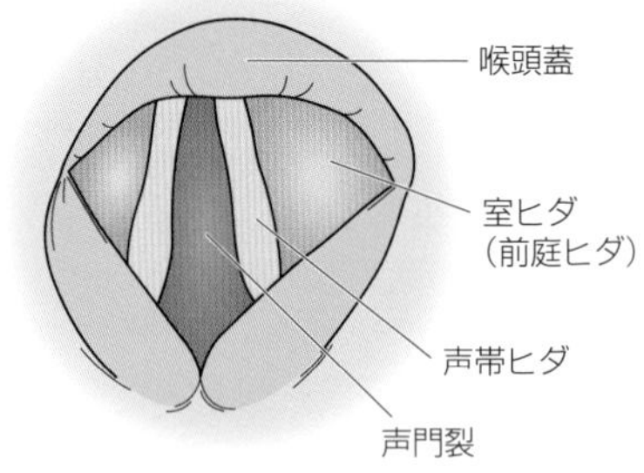

声帯と声門
声帯が閉鎖すると呼吸できない.

C 肺胞

気道の突きあたりを肺胞という．肺胞内の空気と肺胞表面の毛細血管の間でガス交換が行われる．空気を含まない気管支や肺胞を無気肺，肺胞内に水分が貯留した状態を肺水腫という．

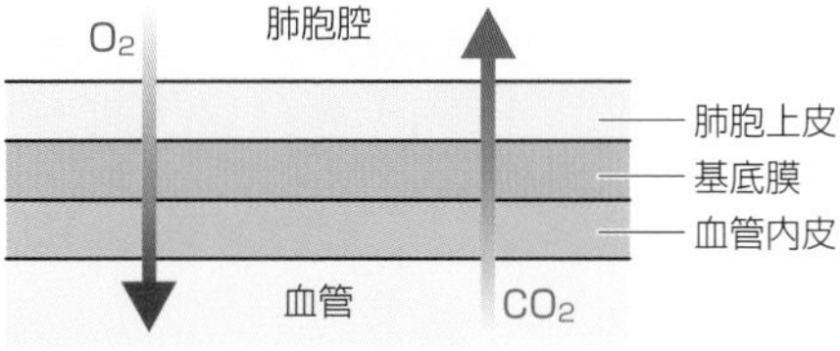

肺胞におけるガス交換
肺胞壁と毛細血管壁を通じて酸素や二酸化炭素が移動する．

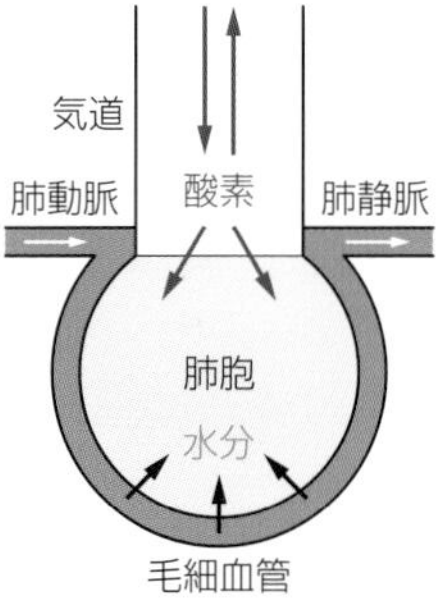

肺水腫
肺胞内に水分が貯留した状態．ガス交換が困難になる．

Ⅱ．呼吸の生理

A 呼吸に関する略号

・動脈血酸素飽和度：SaO_2
・経皮的動脈血酸素飽和度：SpO_2
・動脈血酸素分圧：PaO_2
・動脈血二酸化炭素分圧：$PaCO_2$

B 呼吸の基準値（成人の場合） よくでる

・呼吸数：16～20回/分
・1回換気量：500 mL
・SaO_2・SpO_2：96％以上
・PaO_2：100 mmHg
・$PaCO_2$：40 mmHg

C 酸素飽和度と酸素分圧

酸素には血液中でヘモグロビンと結合するものと，血漿中に溶けるものがある．前者を酸素飽和度といい，皮膚の上から測定した場合，経皮的酸素飽和度という．後者を酸素分圧とよぶ．

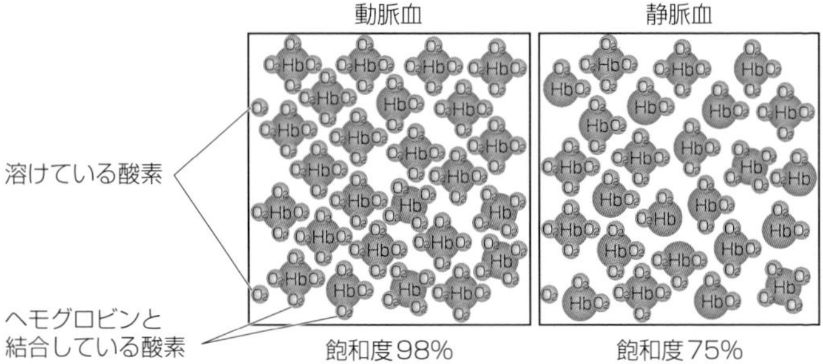

酸素と結合しているヘモグロビンの割合を酸素飽和度（%），血漿に溶けている酸素を酸素分圧（mmHg）で表す．

D 死腔

ガス交換に関係しない換気量のこと．鼻腔，口腔，気管，気管支などを満たす換気量を解剖学的死腔，血流がない肺胞を出入りする換気量を生理学的死腔という．

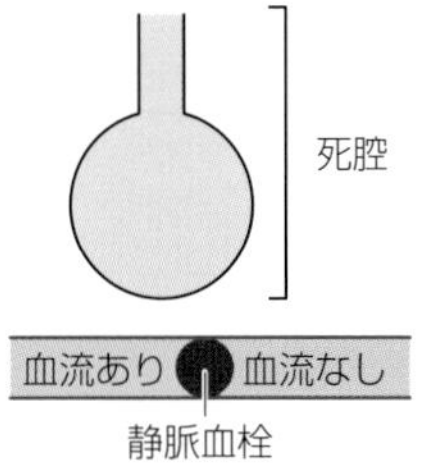

健常人では解剖学的死腔と生理学的死腔の合計は150mL程度である．

E 静脈血混合（シャント）

酸素化されない血流のこと．肺胞をバイパスする血流や無気肺周囲の血流はシャントとなる．

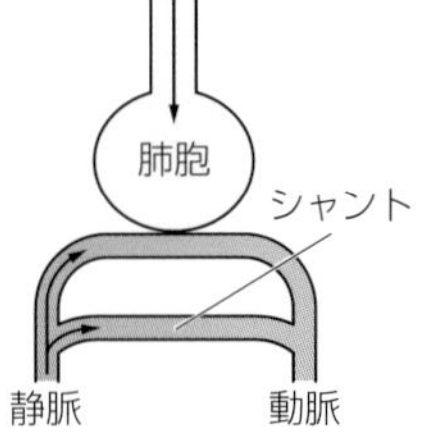

シャントが増えると低酸素血症をきたす．

F チアノーゼ

低酸素血症によって粘膜が青紫色を呈した状態．酸素と結合していないヘモグロビン（還元ヘモグロビン）が5g/dLを超えると出現する．

G 呼吸の調節

延髄から橋に存在する呼吸中枢が，以下の刺激を元に呼吸数，呼吸の大きさを調節している．

化学調節：頸動脈体，大動脈体の末梢性化学受容器がPaO_2を，延髄の中枢性化学受容器が$PaCO_2$を感知する．

神経調節：気道や筋肉の受容器が呼吸運動を感知する．

行動調節：意識や感情が呼吸中枢を刺激する．

Ⅲ．呼吸の検査

A スパイロメトリ

スパイロメータとよばれる測定機器を用いて換気量（肺を出入りする空気の量）を測定した結果をスパイログラムという．

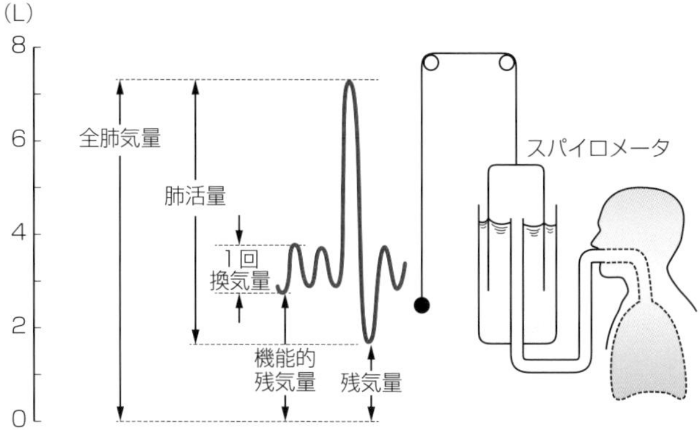

測定に用いる機器をスパイロメータ，得られたデータをスパイログラムとよぶ．残気量，機能的残気量，全肺気量は測定できない．

B 1秒量，1秒率と%肺活量

最大吸気位からできるだけ速く吐き出したときの，はじめの1秒間の呼気量を1秒量，肺活量に対する1秒量の割合を1秒率という．年齢，性別，身長などから算出した予測肺活量に対する実際の肺活量の割合を%肺活量（%VC）という．

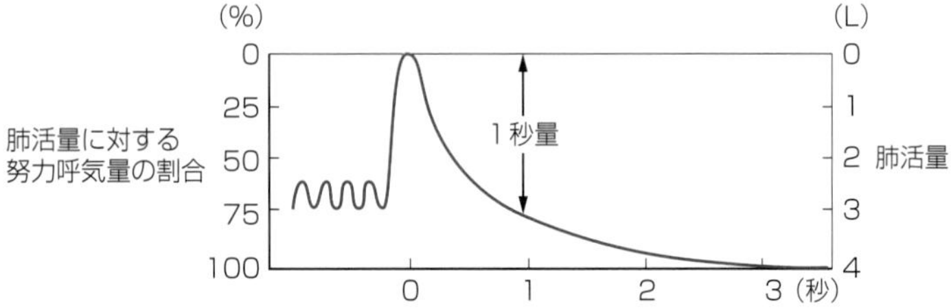

1秒量と1秒率
最初の1秒間の呼気量をスパイロメーターで測定する．

C 閉塞性換気障害と拘束性換気障害

1秒率（基準値70%以上）と%肺活量（基準値80%以上）から換気障害を4つの型に分類する．

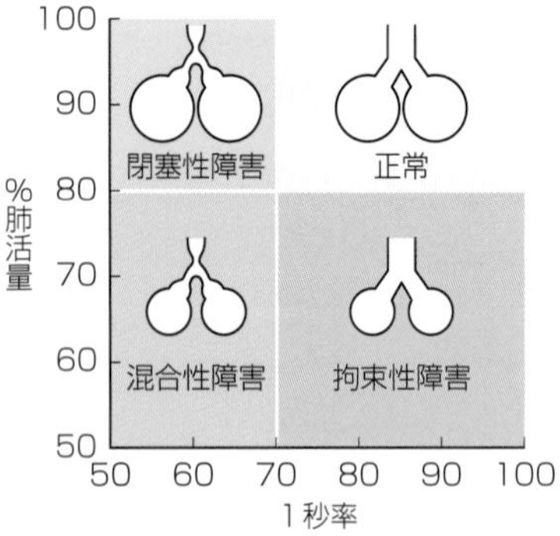

1秒率70%未満を閉塞性換気障害，%肺活量80%未満を拘束性換気障害とよぶ．

D 胸部エックス線写真

肺，心臓および大血管の形態やエックス線透過度から，呼吸器，循環器の機能が推定できる．心臓と胸郭の比（CTR）が50％以上であれば，心肥大を疑う．

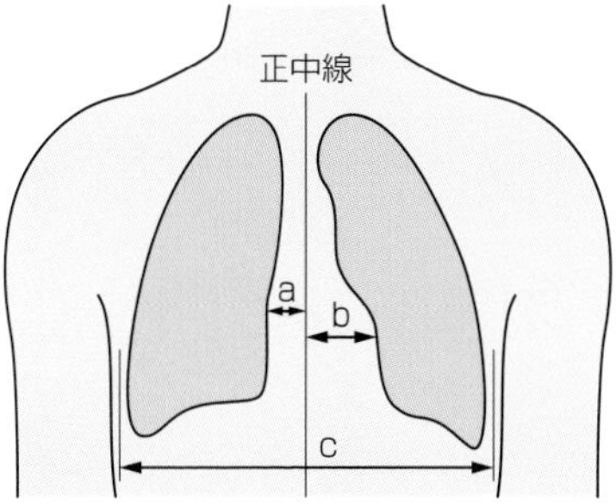

心胸郭比（CTR）
心臓最大横径（a＋b）と胸郭最大横径（c）の比．
$\frac{a+b}{c} \times 100$（％）

E 動脈血ガス分析

血液のpHは呼吸による調節を受けるため，PaO_2，$PaCO_2$に加えてpH，電解質などを測定する．大腿動脈や橈骨動脈から採血する．

Chapter 3

循環器の解剖と生理

Check Point

・左心室から右心房までの血液の流れを覚える.
・弁の種類と部位を覚える.
・基準値を覚える.

I．循環器の解剖

A 循環系

血液は，右心房➡右心室➡肺動脈➡肺毛細血管➡肺静脈➡左心房➡左心室➡大動脈➡毛細血管➡大静脈➡右心房の経路で循環する.
（➡：静脈血，➡：動脈血を示す）

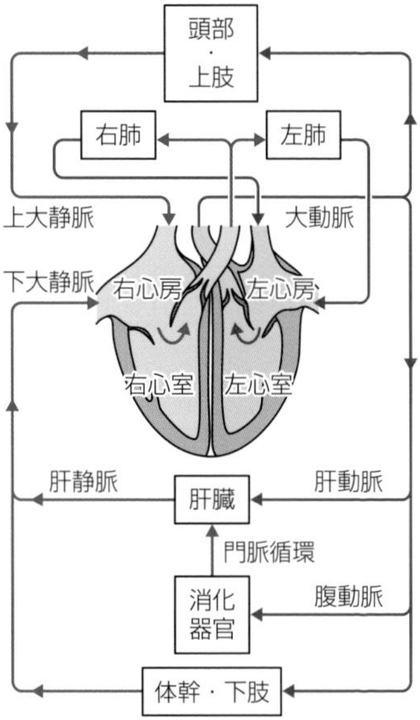

右心室から左心房までを肺循環，左心室から右心房までを体循環という.

B 心臓の弁

- **三尖弁**：右心房と右心室の間
- **肺動脈弁**：右心室と肺動脈の間
- **僧帽弁**：左心房と左心室の間
- **大動脈弁**：左心室と大動脈の間

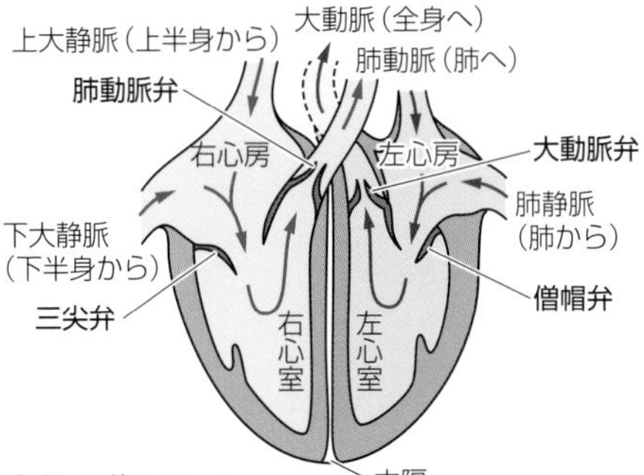

4つの弁は同一平面上に並んでいる．

Ⅱ．循環の生理

A 冠循環

大動脈起始部から，左右の冠状動脈が起こり，左冠状動脈はさらに左回旋枝および左前下行枝に分かれる．心筋の血流は拡張期に増加する．頻脈では拡張期が短くなるので心筋虚血の原因となる．

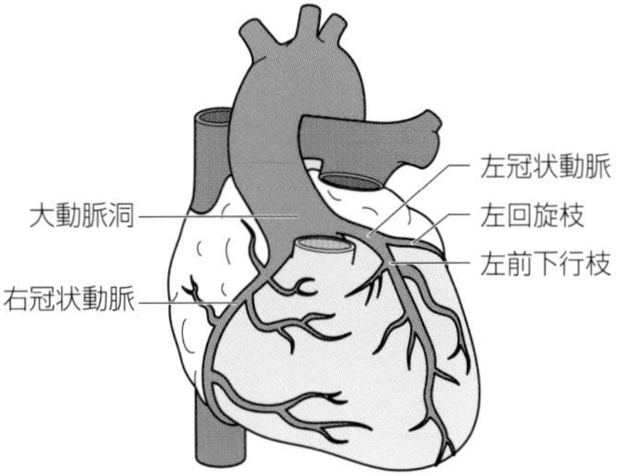

冠血管

左心室のほうが筋肉量が多く冠血管の分布面積も広い．

B 刺激伝導系

大静脈と右心房の接する部分に，心臓の拍動を制御するペースメーカの役割を果たしている洞房結節が存在し，ここから出た刺激が心房筋→房室結節→ヒス束→左右の脚→プルキンエ線維と伝わる．

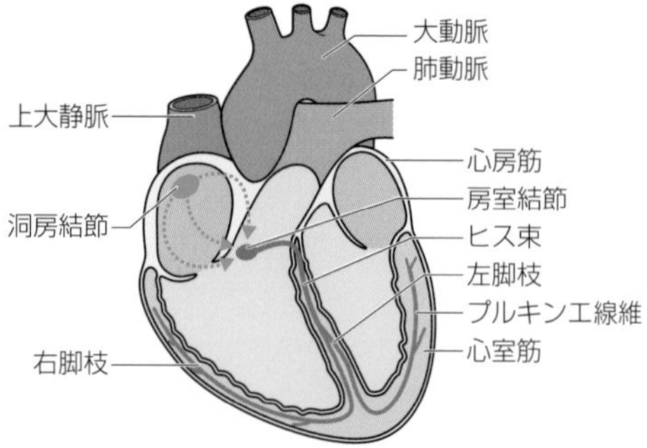

洞房結節は大静脈起始部に存在する．

C 心機能の調節

交感神経末端からノルアドレナリン，副腎髄質からアドレナリンが分泌されて，収縮力と心拍数が増加する（β_1作用）．副交感神経末端からアセチルコリンが分泌されて，収縮力と心拍数が減少する．また，心筋が伸展すれば収縮力も増加する（Starlingの法則）．その他，血圧上昇時に心機能を抑制する圧受容器反射，呼吸抑制時に血圧が上昇する化学受容器反射，眼球圧迫によって徐脈となる眼球心臓反射（Aschnerの反射）など多くの調節機構が存在する．

Ⅲ．循環の検査

A 血圧

血圧は，心臓から拍出される血液量（心拍出量）とそれらを入れる血管の太さ（末梢血管抵抗）によって決まる．したがって心拍出量が増えたり（頻脈，心収縮力上昇），血液量が増加（塩分の過剰摂取に伴う体液量の増加）すれば，血圧は上昇する．診察室で測定した場合，収縮期血圧140mmHg以上または拡張期血圧90mmHg以上，家庭で測定した場合，収縮期血圧135 mmHg以上または拡張期血圧85 mmHg以上，のいずれか一方を満たせば高血圧と診断される（→p.61参照）．

B 心拍数

心拍数が50回/分以下では脳血流が不足し意識が消失する可能性がある一方，100回/分以上では心筋の血流が不足する．また小児は頻脈であり，1〜6歳の基準値は110回/分前後である．

C 心電図

刺激伝導系を流れる電流を体表から測定したものを心電図という．心房の電気的興奮を表すP波，心室の興奮を表すQRS，興奮の消失を表すT波からなる．心筋虚血が生じると，ST部分に低下や上昇を認める．胸部と四肢に電極を装着して測定する標準12誘導が一般的だが，術中は胸部のみで測定するモニタ心電図が用いられる．

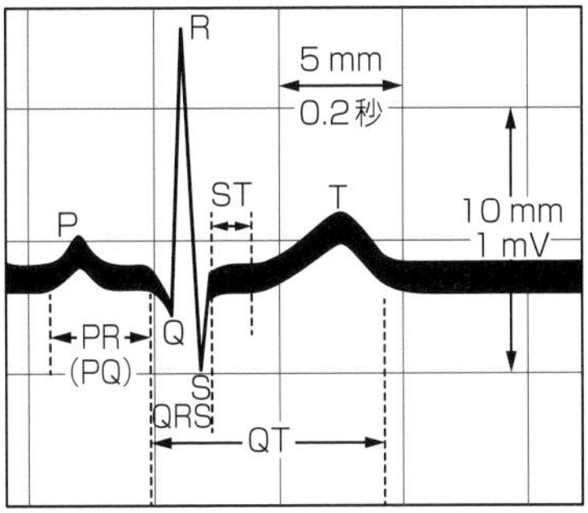

正常心電図波形
P，QRS，Tの3つの山からなる．

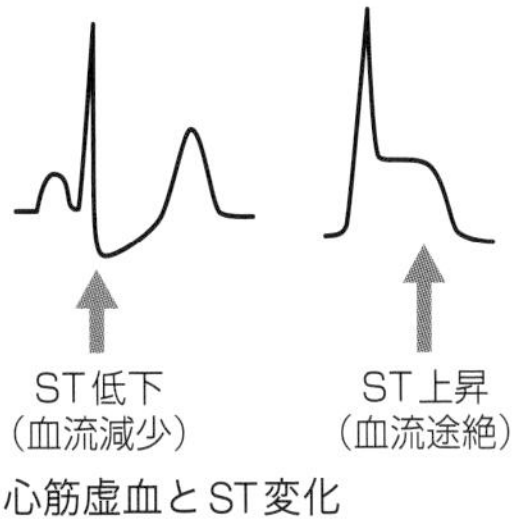

心筋虚血とST変化
心筋血流が減少するとSTが低下し，途絶するとSTは上昇する．

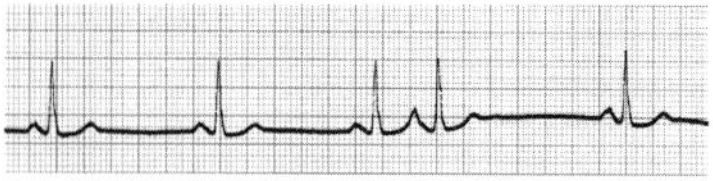

上室性期外収縮　一定間隔のＲ波の中にQRS幅の等しいＲ波がみられる．心室内の刺激伝導は等しいことを示している．

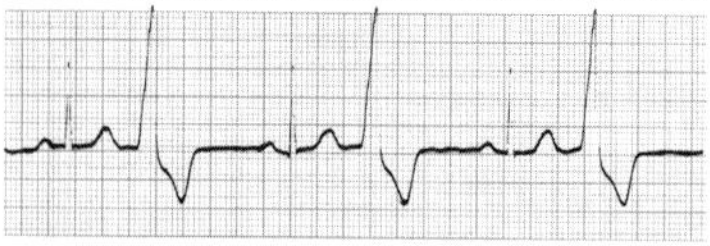

心室性期外収縮　一定間隔のＲ波の中にQRS幅が広いＲ波あるいはＱ波が入っている．心室内の伝導が他のＲ波と異なることを示しており，この波形の起源が心室内にあるために幅が広くなっている．

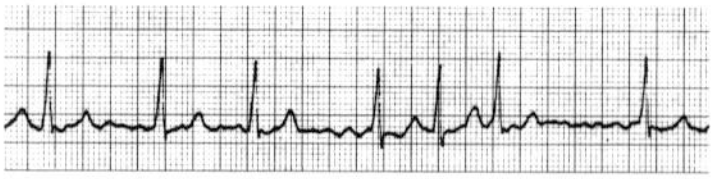

心房細動　QRS幅は等しいが，間隔が不定であり，心房収縮波は一定の形をしていない．

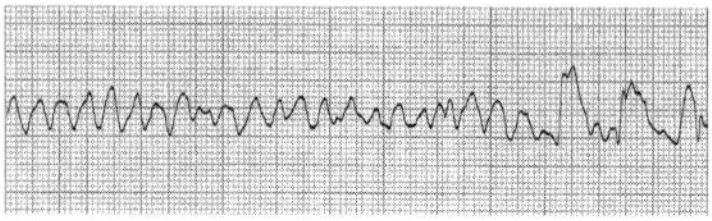

心室細動　PQRSの区別のつかない無秩序な波形である．

D 心音

房室弁（三尖弁・僧帽弁）の閉鎖音をI音といい，収縮期の開始を意味する．動脈弁（肺動脈弁・大動脈弁）の閉鎖音をII音といい収縮期の終了を表す．

Chapter 4
局所麻酔

Check Point

・局所麻酔薬の作用機序が説明できる.
・アドレナリンのα・β作用を覚える.
・アドレナリンとフェリプレシンの最大投与量を覚える.
・上顎神経と下顎神経の支配領域を覚える.
・全身的併発症が説明できる.

神経の伝導を可逆的(回復可能)に遮断する方法.局所麻酔効果を表す薬剤を局所麻酔薬という.

Ⅰ. 局所麻酔薬

A 局所麻酔薬の分類

ベンゼン環とアミン(アンモニア[NH_3]に炭化水素[CH_3]やベンゼン環[⌬]が結合したもの)が,エステル結合(-COO-)でつながったものをエステル型局所麻酔薬,アミノ結合(-NHCO-)でつながったものをアミド型局所麻酔薬とよび,塩酸を加えて水溶性を高めている.

歯科用注射用麻酔薬は,リドカイン塩酸塩,プロピトカイン塩酸塩,メピバカイン塩酸塩の3種類ですべてアミド型である.

歯科用表面麻酔薬の多くは,エステル型局所麻酔薬のアミノ安息香酸エチルを含んでいる.

局所麻酔薬の分類と特徴

	麻酔薬	基準最高使用量	その他
エステル型	ベンゾカイン （アミノ安息香酸エチル）		表面麻酔薬 幼児ではメトヘモグロビン血症に注意
	テトラカイン		表面麻酔薬
アミド型	リドカイン	200 mg（adr無）	表面麻酔薬，抗不整脈薬
		500 mg（adr有）	
	プロピトカイン		メトヘモグロビン血症に注意
	メピバカイン		
	ジブカイン		表面麻酔薬

リドカインはアドレナリン，プロピトカインはフェリプレシンを含有している．

B 局所麻酔薬とアレルギー

エステル型局所麻酔薬は血中のコリンエステラーゼで加水分解されてパラアミノ安息香酸（PABA）となる．PABAはパラオキシ安息香酸（メチルパラベン）に化学構造が類似している．メチルパラベンは防腐剤として多くの食品や日用品に含まれているために抗体をもつ患者も多く，これらの患者にエステル型局所麻酔薬を投与するとアレルギー反応を起こす．

アミド型はアレルギーを起こしにくいが，pH調整剤をはじめとする添加物が加えられており，これらに対してアレルギー反応が起こる可能性がある（→p.34参照）．

C 作用機序

注射用局所麻酔薬は水溶液中で塩基型とイオン型に解離している．塩基型が細胞膜を浸透し，細胞内で再び塩基型とイオン型に解離する．イオン型が細胞膜の内側からNa^{+}チャネルを塞ぎ，脱分極を抑制する．つまり塩基型が多いと効果発現は速いが，麻酔効果を発揮するのはイオン型である．

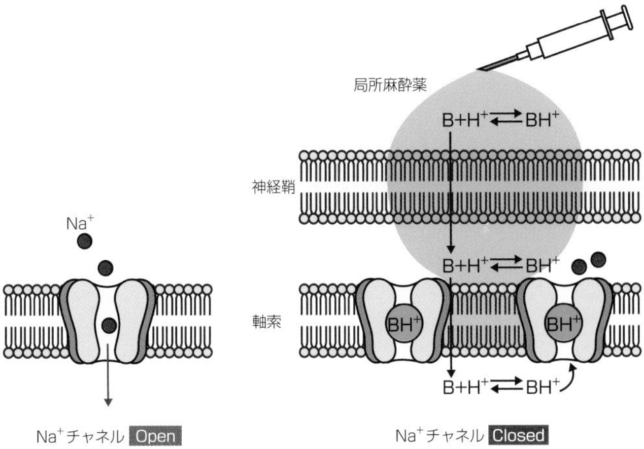

局所麻酔薬の作用機序
軸索中に浸透した麻酔薬はイオン型となってNa^+チャネルを内側からふさぐ.
B：塩基型麻酔薬，BH^+：イオン型麻酔薬.

D pKa

注射液中の塩基型とイオン型の割合は，溶液のpHに左右される．塩基型＝イオン型となるときのpHをその麻酔薬のpKaとよび，薬剤固有の値を示す.

pKaの小さい麻酔薬は塩基型が多く（Henderson-Hasselbalch式），効果発現が早い.

	pKa	脂溶性	タンパク結合率	血管拡張性
リドカイン	7.8	366	64	あり
プロピトカイン	8.0	129	55	あり
メピバカイン	7.7	130	78	収縮作用

効果発現の速度，麻酔効果の強さ，作用時間などはpKa・脂溶性・タンパク結合率・血管拡張性の組み合わせで決まる.

E Henderson-Hasselbalch式

pH＝pKa＋log（塩基型麻酔薬の濃度/イオン型麻酔薬の濃度）

注射液や投与部位など周囲環境のpHとpKaの関係を表す.

F pKaの小さい麻酔薬の効果

pKaが小さい➡注射液・投与部位のpHは一定➡対数部分が大きい➡分子が大きい➡塩基型麻酔薬が多い➡効果発現が早い

G pHの低い注射液・組織に対する効果

注射液・投与部位のpHが低い➡pKaは一定➡対数部分が小さい➡分母が大きい➡イオン型麻酔薬が多い➡効果発現が遅い

H 脂溶性

細胞膜はリン脂質なので，脂溶性が大きいものほど髄鞘や軸索内に浸透しやすい．したがって，脂溶性の大きい麻酔薬ほど効果が強く作用時間も長い．

I タンパク結合率

Na^+チャネルはタンパク質からなるため，タンパク結合率の大きい麻酔薬ほど効果が強く作用時間も長い．

J 血管拡張性

注射部位の血管が拡張すると，麻酔薬はすみやかに吸収され作用時間が短くなる．リドカインとプロピトカインは血管拡張作用を示すが，メピバカインは収縮作用を表す．

Ⅱ．血管収縮薬

注射部位の血管が収縮すれば，麻酔薬の血管への吸収が遅れ，効果の増強，作用時間の延長，中毒の予防，出血量の減少の4つの効果が得られる．そのためリドカインはアドレナリン，プロピトカインはフェリプレシンを含有している．血管収縮作用を示すメピバカインは，血管収縮薬を含有していない．

アドレナリンとフェリプレシン

	アドレナリン	フェリプレシン
血管収縮作用	強い	弱い
血圧上昇作用	強い	弱い
心機能亢進作用	強い	ない
冠血管に対する作用	拡張	収縮

アドレナリン受容体　よくでる

受容体	作用
α_1	皮膚・粘膜の血管収縮
α_2	ノルアドレナリンの分泌抑制
β_1	心筋収縮力増強・心拍数増加
β_2	筋の血管拡張・気管支拡張

α_2受容体にアドレナリンが結合するとノルアドレナリンの分泌が抑制されて交感神経の興奮にブレーキがかかる.

アドレナリンとフェリプレシンの最大投与量　よくでる

		アドレナリン	フェリプレシン
健康成人		200～300 μg	
高血圧症	WHO分類1期・2期	45 μg(1.8mLカートリッジ2本)	0.18単位(カートリッジ3.3本)
	WHO分類3期・β遮断薬服用	22.5 μg	
心機能分類	NYHA分類1度・2度	45 μg	
	NYHA分類3度	22.5 μg	
狭心症・心筋梗塞			カートリッジ2本

WHO分類2期の高血圧, NYHA分類2度の心不全とは日常生活に影響が出ない程度の病態をさす.

A アドレナリン

副腎髄質や交感神経末端から分泌されるホルモンでカテコラミンの1つ. α_1, α_2, β_1, β_2の4種類の受容体に結合してさまざまな作用を表す.

B フェリプレシン

脳下垂体から分泌されるホルモンであるバソプレシンの構造を一部変えた合成ホルモン. 主に血管収縮作用を示す.

C 高血圧とアドレナリンおよびフェリプレシン

(1) アドレナリン

α_1受容体が分布する血管を収縮し, 心臓のβ_1受容体に結合して心拍数と心筋収縮力を増加させて，血圧上昇を起こす．アドレナリン含有局所麻酔薬の投与量は，自覚症状のない高血圧症患者では1.8mLカートリッジ2本，自覚症状がある，またはβ遮断薬（アドレナリンの血管収縮作用を増強する）服用者では1本に制限されている．

(2) フェリプレシン

血管収縮作用を示すが心臓には作用しないため，循環器に与える影響が小さい．そこで高血圧症患者に対する最大投与量はカートリッジ3.3本，狭心症や心筋梗塞患者に対する最大投与量はカートリッジ2本とされている．

Ⅲ．浸潤麻酔

A 適用部位

(1) 上顎

皮質骨が薄く麻酔薬が骨中に浸透しやすいため奏功しやすい．

(2) 下顎

大臼歯の頬側は，皮質骨が厚く麻酔薬が浸透しにくい．そのため下顎孔伝達麻酔が用いられることも多い．

B 必要な解剖学的知識

1) 三叉神経の走行

脳の橋下面から出た三叉神経は神経節をつくり，第1枝（眼神経），第2枝（上顎神経），第3枝（下顎神経）に分かれる．

2) 上顎神経の走行

上顎神経は正円孔から頭蓋骨を出て翼口蓋窩とよばれる空間を前方に進み，下眼窩裂から上顎骨に入る．上顎骨中で中上歯槽枝，前上歯槽枝を出し眼窩下孔から出て，眼窩下神経となる．眼窩下神経は鼻翼や上口唇に分布する．

翼口蓋窩で大口蓋神経，小口蓋神経，鼻口蓋神経，後上歯槽枝を出す．

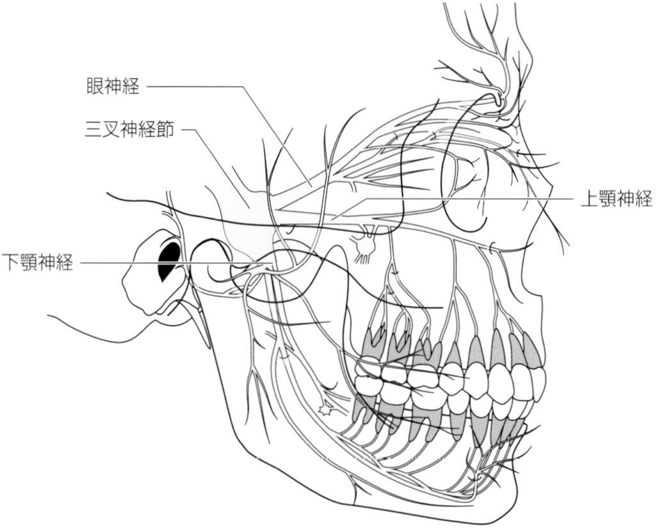

三叉神経の走行
脳直下で三叉神経節（ガッセル神経節）をつくり眼神経，上顎神経，下顎神経を出す．

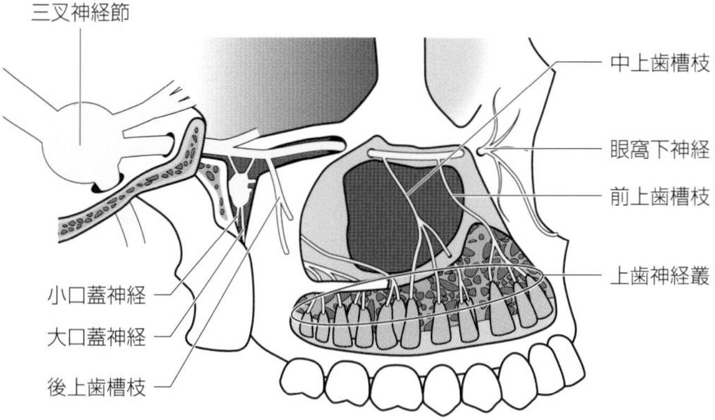

上顎神経の走行
正円孔から頭蓋骨を出て上顎骨中に入り，眼窩下神経で終わる．

後上歯槽枝は上顎骨中で中上歯槽枝，前上歯槽枝とともに上歯神経叢をつくって上顎歯髄に枝を出す．

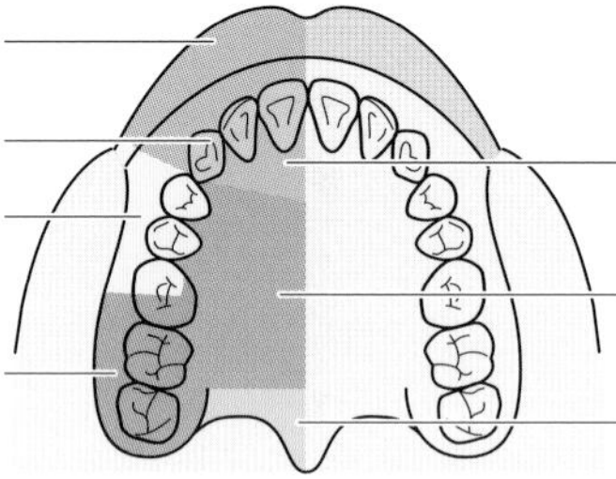

上顎神経の支配領域

3) 下顎神経の走行

下顎神経は卵円孔から頭蓋骨を出て下方に進み，頬神経，舌神経を出して下顎孔から下顎骨中に入り下歯槽神経となって下顎管内を走行する．頬神経は大臼歯の頬側歯肉，頬粘膜に，舌神経は舌側歯肉，口腔底，舌前方の2/3に分布する．

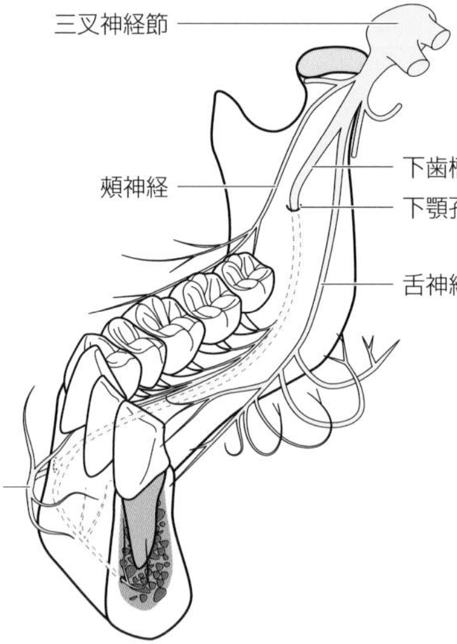

下顎神経の走行
卵円孔から頭蓋骨を出て下顎骨中に入り，下歯槽神経およびオトガイ神経で終わる．

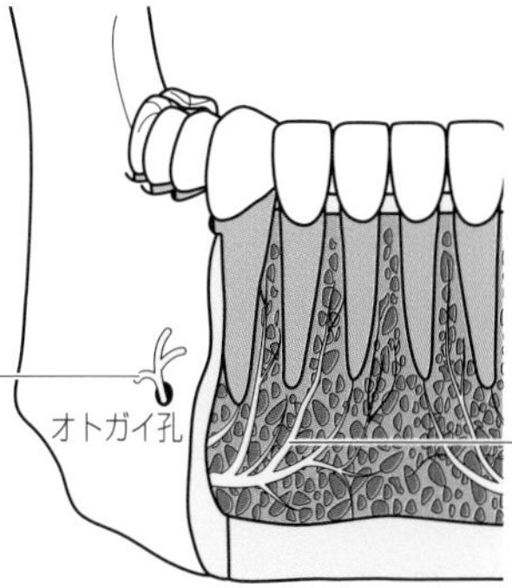

オトガイ神経と下歯槽神経
下歯槽神経の一部はオトガイ孔から出てオトガイ神経となる．残りは下顎骨中を進み前歯部に分布する．

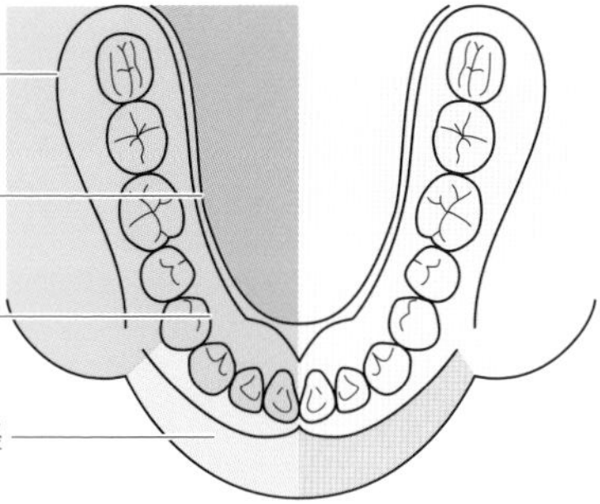

よくでる

下顎神経の支配領域
オトガイ神経は下口唇，オトガイ部皮膚を支配する．

下歯槽神経は下顎管を走行中に下顎歯髄に枝を出す．また一部はオトガイ孔から出てオトガイ神経となり，オトガイ部の皮膚，下口唇に分布する．残りは下顎骨中を進み，前歯部歯髄に枝を出す．

4) 舌の知覚と味覚の支配神経

(1) 知覚

- **舌神経**：前方2/3
- **舌咽神経**：後方1/3

(2) 味覚

・ 顔面(鼓索)神経(舌神経とともに走行) ：前方2/3

・ 舌咽神経 ：後方1/3

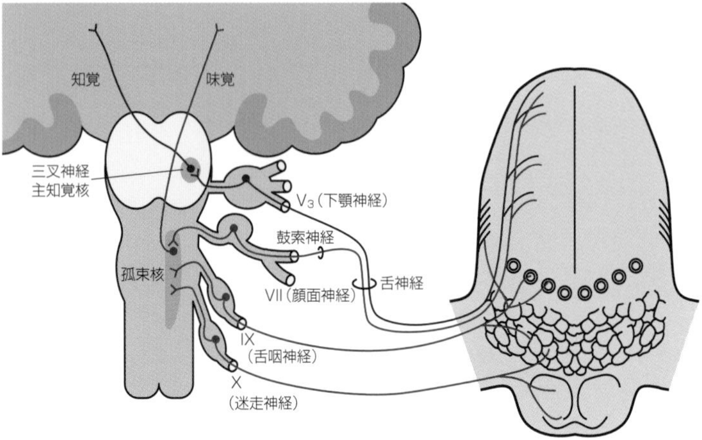

舌の神経支配
前方2/3は知覚が舌神経支配，味覚が顔面(鼓索)神経支配である．

Ⅳ．下顎孔伝達麻酔

下顎孔周囲に麻酔薬を投与する方法．下顎の歯髄，舌側歯肉，口腔底，舌前2/3の麻酔が得られる．ただし頬神経には作用しない(→p.29参照)．

針	太くて(25～27G)，長い(27～30mm)
麻酔薬	アドレナリン含有リドカイン1.8mL
刺入点	内斜線と翼突下顎縫線の中点
	咬合平面より1cm上方
刺入方向	対側の小臼歯より
刺入の深さ	20～25mmで骨に当たるまで
注意点	吸引テスト

下歯槽神経，オトガイ神経，舌神経の麻酔が得られる．

V. 併発症

A 局所麻酔の局所的併発症

三叉神経麻痺：下歯槽神経や舌神経損傷では感覚麻痺が生じる.

顔面神経麻痺：下顎孔伝達麻酔時に，長い針を使用したり麻酔薬を過量投与すると，顔面神経に麻酔薬が作用して運動麻痺を起こす.

開口障害：下顎孔伝達麻酔時の内側翼突筋損傷で生じる.

刺入部の潰瘍：刺入部の感染，強圧での麻酔薬投与で生じる.

B 局所麻酔の全身的併発症

1) 血管迷走神経反射

歯科治療全般で発症するが，局所麻酔に関連することが多い.

(1) 症状

・血圧低下

・徐脈

・進行すればショック

(2) 発症機序

①血液量の不足(立ちくらみや貧血発作などの既往)

②不安，恐怖，疼痛による交感神経の興奮

③血液量の不足による心臓の過収縮

④心臓内圧受容体刺激による副交感神経興奮

⑤血圧低下，徐脈

(3) 対応

①水平位

②酸素投与

③アトロピン

④エフェドリン

局所麻酔の全身的併発症　よくでる

	原因	症状	対応
血管迷走神経反射	不安 恐怖 疼痛	血圧低下 徐脈 意識消失	水平位 酸素投与 アトロピン エフェドリン
過換気症候群	不安 恐怖 疼痛	呼吸困難感 過呼吸 テタニー	呼気再吸入と酸素投与 ベンゾジアゼピン
アナフィラキシー	リドカイン プロピトカイン メピバカイン 添加物	蕁麻疹 喘息発作 血圧低下	水平位 酸素投与 アドレナリン BLS
局所麻酔薬中毒	アドレナリン含有リドカイン500mg以上，下歯槽動脈への誤注入	初期：口唇の痺れ，多弁 後期：意識消失，全身けいれん，呼吸停止，心停止	ジアゼパム バルビツレート 脂肪乳剤 BLS
アドレナリンによる反応	血管内への誤注入	血圧上昇 不整脈	座位 ニフェジピン ニカルジピン リドカイン β遮断薬
メトヘモグロビン血症	プロピトカイン 10mg/kg以上	低酸素血症	メチレンブルー

最も頻度が高いのは血管迷走神経反射である．

2) 過換気症候群

(1) 症状

・呼吸困難感に伴う過呼吸

・テタニー

・進行すれば意識消失

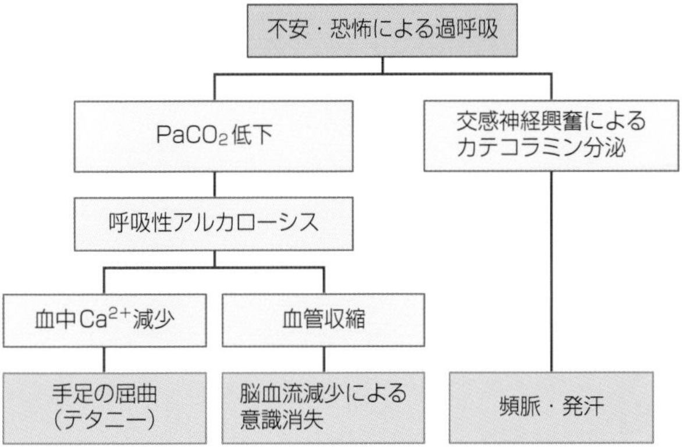

過換気症候群

動脈血二酸化炭素分圧($PaCO_2$)の低下によって，テタニー，意識消失，発汗などをきたす．

(2) 発症機序

①不安，恐怖，疼痛による過換気

②動脈血二酸化炭素分圧低下による呼吸性アルカローシス

③アルカローシス補正のためにアルブミンからH^+遊離

④マイナスに荷電したアルブミンにCa^{2+}結合

⑤血中 Ca^{2+}減少

⑥神経細胞外の陽イオン減少に伴う膜内外の電位差減少

⑦神経細胞の興奮性上昇によるテタニー

⑧アルカローシスによる脳血管収縮

⑨脳血流低下による意識消失

(3) 対応

①呼気再吸入と酸素投与

②ベンゾジアゼピン

3) アナフィラキシー

麻酔薬そのもので発症することは少ないが，添加物が原因となる．

(1) 症状

・蕁麻疹

・喘息発作

・血圧低下と頻脈

(2) 発症機序

①肥満細胞表面の抗体と薬剤との抗原抗体反応

②肥満細胞からヒスタミン放出

③血管透過性亢進による血管外への水分漏出

④気管支平滑筋収縮による喘息発作

⑤血管拡張による血圧低下と頻脈

(3) 対応

①水平位　②酸素投与　③アドレナリン　④BLS

4) 局所麻酔薬中毒

局所麻酔薬が中枢に作用して生じる．星状神経節ブロックでも生じることがある．

(1) 症状

・**初期**：口唇の痺れ，多弁などの興奮症状

・**後期**：意識消失，全身けいれん，呼吸停止，心停止などの抑制症状

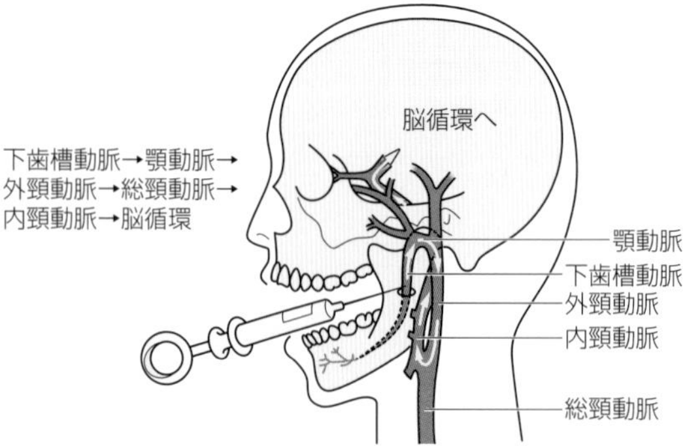

局所麻酔薬中毒
麻酔薬が動脈中を逆流し，脳に作用して生じる．

(2) 発症機序

①下顎孔伝達麻酔時に下歯槽動脈へ麻酔薬誤投与

②麻酔薬が顎動脈➡外頸動脈➡総頸動脈➡内頸動脈➡脳へと逆流

(3) 対応

・けいれん：ジアゼパム，バルビツレート

・意識消失：BLS

近年では脂肪乳剤の有効性が示されている．

5) アドレナリンによる反応

局所麻酔薬に含まれているアドレナリンの血管内に誤注入によって生じる．

(1) 症状

・血圧上昇

・頻脈，不整脈

(2) 発症機序

・α_1受容体刺激により血管が収縮し血圧上昇

・β_1受容体刺激により心機能亢進，不整脈

(3) 対応

・血圧上昇：座位，ニフェジピン，ニカルジピン

・不整脈：リドカイン，β遮断薬など

6) メトヘモグロビン血症

プロピトカインの過量投与(10mg/kg以上)で生じ，低酸素血症を生じる．幼児では，表面麻酔薬のベンゾカイン大量投与で生じる可能性がある．

(1) 症状

チアノーゼ(血液1dLあたりの還元ヘモグロビンが5gを超えると出現する)

(2) 発症機序

①代謝産物のオルトトルイジンがヘモグロビンと結合してメトヘモグロビンとなる．

②メトヘモグロビンは酸素と結合しない．

(3) 対応

メチレンブルー

Chapter 5

全身麻酔

Check Point

- 全身麻酔薬の特徴を覚える.
- 非脱分極性筋弛緩薬の作用機序が説明できる.
- 気道確保に用いる器具を覚える.
- 呼吸モニタ・循環モニタを覚える.
- 呼吸器系・循環器系併発症が説明できる.

鎮静, 鎮痛, 筋弛緩を可逆的(回復可能)に得る方法. 全身麻酔作用を現す薬剤を全身麻酔薬という. 呼吸と循環の中枢も抑制されることから, 呼吸管理のために気道確保, 循環管理のために静脈路確保を行う.

I. 全身麻酔薬

A 吸入麻酔薬

ボンベ内で圧縮されているガス麻酔薬と, 常温常圧では液体の揮発性麻酔薬に分かれる. 麻酔効果の指標となるMinimal Alveolar Concentration(MAC:患者年齢により異なる)と, 効果発現速度の指標となる血液ガス分配係数の2つが重要である.

ガス麻酔薬:亜酸化窒素(笑気)

揮発性麻酔薬:セボフルラン, イソフルラン, デスフルラン

B 静脈麻酔薬

バルビツレートとプロポフォールは, 中枢神経系の刺激抑制性伝達物

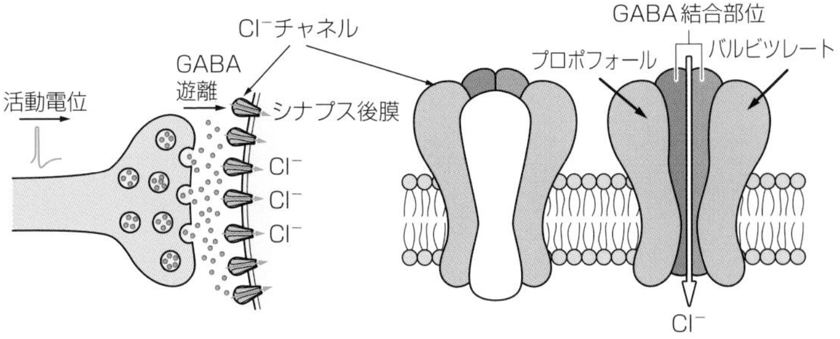

静脈麻酔薬とGABA　静脈麻酔薬はGABAの作用を増強し，細胞内にCl^-を流入させる．細胞内はマイナスに傾くので，脱分極（興奮）しにくくなる（→p.5参照）．

全身麻酔薬　吸入麻酔薬と静脈麻酔薬に大別される．

			MAC（%）	血液ガス溶解係数	特徴
吸入麻酔薬	ガス麻酔薬	亜酸化窒素	105〜110	0.47	導入が早い，呼吸・循環抑制作用が小さい
	揮発性麻酔薬	セボフルラン	1.4〜1.7	0.63	導入が早い
		イソフルラン	1.2〜1.6	1.4	生体内代謝率が低い
		デスフルラン	6.0〜10.0	0.45	導入が早い，生体内代謝率が小さい，気道刺激が強い
静脈麻酔薬	バルビツレート	チオペンタール チアミラール			鎮痛・筋弛緩作用がない，喘息患者には不適
	プロポフォール				作用時間が短く蓄積しない，鎮痛・筋弛緩作用がない，血管痛がある
	レミマゾラム				作用時間が短く蓄積しない，鎮痛・弛緩作用がない，フルマゼニルで拮抗される
	ケタミン				筋弛緩作用がない

質であるγ-アミノ酪酸（GABA）の効果を増強して鎮静作用を現すが，鎮痛作用と筋弛緩作用はない．プロポフォールは作用時間が数分と短く，蓄積しないのでシリンジポンプを用いて持続投与する．ケタミンは刺激伝達物

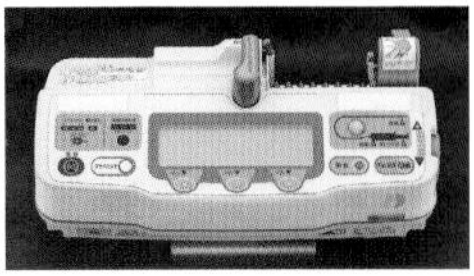

シリンジポンプ
正確な持続投与が可能である．

質のN-メチル-D-アスパラギン酸（NMDA）に拮抗して鎮静，鎮痛作用を現すが，筋弛緩作用はない．

C 麻薬性鎮痛薬

中枢のオピオイド受容体と結合して強い鎮痛効果を発揮するモルヒネ，フェンタニル，レミフェンタニルをいう．全身麻酔薬と併用することがある．ペンタゾシンとブプレノルフィンはオピオイド受容体と結合するが鎮痛作用と依存性が弱く，受容体を麻薬と取り合うため麻薬拮抗性鎮痛薬とよばれる．

Ⅱ．筋収縮の仕組みと筋弛緩薬

A 筋収縮

運動神経と骨格筋が接する部分を神経筋接合部という．神経末端からはアセチルコリン（ACh）が放出され，筋表面にはACh受容体を備えたNa^+チャネルが存在する．Na^+チャネルには電位依存性ゲートと時間依存性ゲートの2つの門があり，通常，電位依存性ゲートは閉じており，時間依存性ゲートは開いている．

運動神経線維末端からのAChが結合すると電位依存性ゲートが開いてNa^+が細胞内に流入し（脱分極），筋収縮が起こる．続いて時間依存性ゲートが閉じてNa^+の流入が止まる．AChが周囲のコリンエステラーゼにより分解されると脱分極は終了し，電位依存性ゲートが閉じて時間依存性ゲートが開く．この間に要する時間は1/1000秒程度であり，ただちに新たなAChによって脱分極が生じるため筋収縮は持続する．

B 筋弛緩薬

気管挿管と手術操作を容易にするために用いる．一過性の筋収縮後に筋を弛緩させる脱分極型筋弛緩薬と，筋収縮を起こさない非脱分極性筋弛緩薬に分類される．

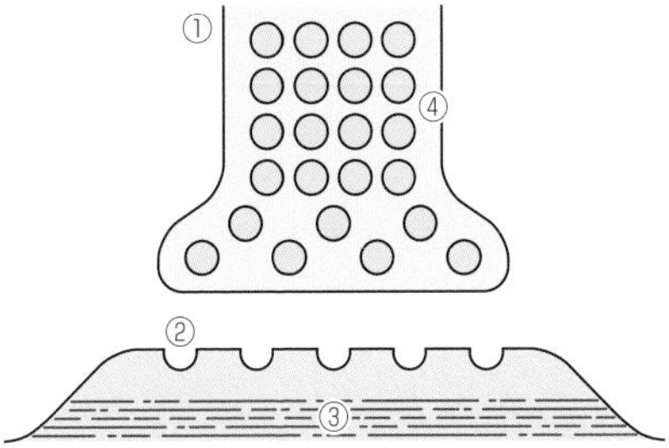

①神経線維 ②受容体 ③筋線維 ④ACh

神経筋接合部
運動神経末端からアセチルコリンが分泌されて筋の受容体と結合する.

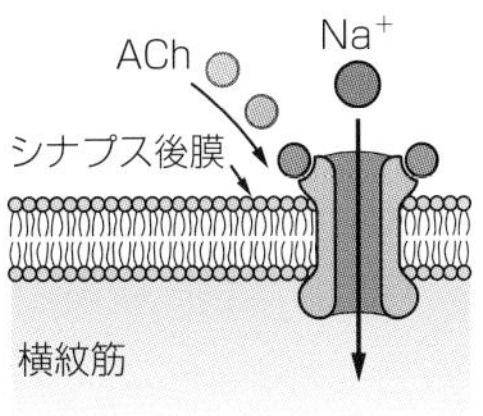

神経筋接合部のNa^+チャネル
AChが結合するとチャネルが開いてNa^+が流入し脱分極が起こる.

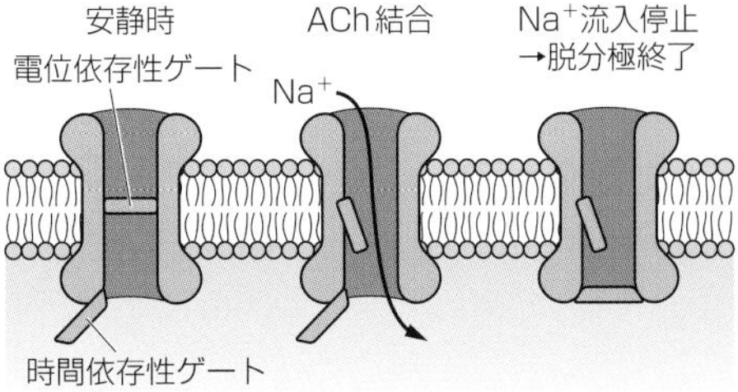

Na^+チャネルの2つのゲート
AChが結合すると上のゲートが開いて脱分極が起こる(中央).上のゲートが開くと続いて下のゲートが閉じる(右端).脱分極が終了すると上のゲートが閉じて下のゲートが開く(左端).

脱分極性筋弛緩薬：スキサメトニウム(サクシニルコリンクロライド)

ACh分子が2つつながった形をしているが,コリンエステラーゼの作用を受けずACh受容体と数分間結合する.その間,電位依存性ゲートは開き続ける(脱分極)が,時間依存性ゲートは一定時間後に閉じるため,Na^+の流入が止まり筋は弛緩する.電位依存性ゲートが閉じるまで時間依存性ゲートは開かないので,脱分極性筋弛緩薬がACh受容体から離れるまで筋弛緩が続く.

非脱分極性筋弛緩薬：ロクロニウム

AChと受容体の結合を阻止することで筋を弛緩させる.AChと非脱分極性筋弛緩薬のどちらが結合するかはそれぞれの濃度に比例するので,コリンエステラーゼの作用を阻害する抗コリンエステラーゼ薬（ネオスチグミン，エドロホニウム）によって受容体周囲のACh濃度を上昇させれば，非脱分極性筋弛緩薬は拮抗される．抗コリンエステラーゼ薬を投与すると，AChによって副交感神経が優位となって徐脈となる（→p.3参照）．そこで副交感神経遮断薬のアトロピンを併用する．スガマデクスは，ロクロニウムを取り囲んでACh受容体との結合を防ぐ．

Ⅲ．全身麻酔の実際

術前評価➡術前管理➡麻酔導入➡気道確保➡麻酔維持➡麻酔からの覚醒の順に行う．

A 術前評価

患者を診察し，経口摂取制限や前投薬を指示する．必要に応じて血液検査，心電図検査，胸部エックス線写真撮影などの検査を行う．術前状態の評価には米国麻酔科学会の術前状態分類（ASA分類）が広く用いられている．

米国麻酔科学会（ASA）の術前評価分類

PS 1	（手術となる原因以外は）健康な患者
PS 2	軽度の全身疾患をもつ患者
PS 3	重度の全身疾患をもつ患者
PS 4	生命を脅かすような重度の全身疾患をもつ患者
PS 5	手術なしでは生存不可能な瀕死状態の患者
PS 6	脳死患者

緊急手術ではEをつける（PS 2Eなど）．
患者の予後と相関する．PS：Physical State

B 術前管理

1）経口摂取制限

導入，覚醒時の嘔吐による気道閉塞や誤嚥性肺炎の予防を目的として術前から経口摂取を制限する．乳飲料を含む固形物は6時間前，水分は2時間前より摂取禁止とするのが一般的である．

2）前投薬

鎮痛，鎮静，副交感神経反射予防，分泌抑制などの目的で麻薬，鎮静薬，アトロピンなどの術前投与が行われる．麻酔薬や麻酔方法の進歩によって，近年では省略することも多い．

C 麻酔導入

静脈麻酔薬で導入する急速導入法と吸入麻酔薬を用いる緩徐導入法がある．

1) 急速導入法

静脈麻酔薬を投与すると1分以内に意識が消失する．患者の苦痛が少ないために広く用いられている．

2) 緩徐導入法

精神遅滞患者や非協力児など静脈路確保が困難な症例では，マスクから吸入麻酔薬を投与して意識を消失させる．呼吸ごとに意識レベルが低下するので不安や恐怖を訴えることがある．吸入麻酔薬を用いた導入では以下の因子が導入速度に影響を与える．

(1) MAC

作用の強い麻酔薬（MACが小さい）では，脳内濃度が低くても麻酔効果が現れるため導入が早い．

(2) 血液ガス分配係数

血液に溶けにくいガス（血液ガス分配係数が小さい）は血中ですみやかに飽和して分圧が上昇するため，脳への移行も早い（ガスの移動は分圧の差で生じる）．そのため導入が早い．

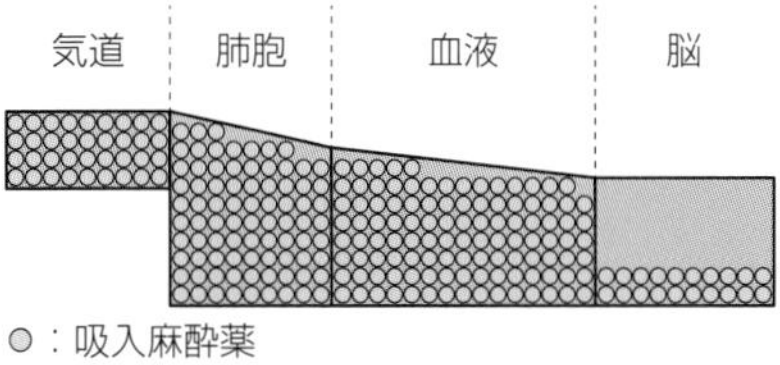

吸入麻酔薬による導入
血液ガス分配係数の小さい麻酔薬は血液中ですみやかに飽和し，脳に移行する．

(3) 濃度効果

高濃度の麻酔薬を吸入させた場合，肺胞内濃度が吸入濃度に一致するまでの時間は低濃度の麻酔薬を吸入させた場合より早い．したがって，高濃度で吸入させると導入は早くなる.

(4) 二次ガス効果

高濃度ガス(一次ガス)と低濃度ガス(二次ガス)の混合ガスを吸入させると，高濃度ガスが血液に移行したスペースに新たな混合ガスが流れ込むため，相対的に低濃度ガスの肺胞内濃度が高くなり導入が早くなる.

(5) 肺胞換気量

肺胞換気量が大きいと，肺内に新鮮な麻酔薬が次々に流れ込むため導入が早くなる.

(6) 残気量

残気量が小さい肺では麻酔薬濃度がすみやかに上昇するので導入が早い.

(7) 心拍出量

心拍出量が小さいと，肺から運び去られる麻酔薬が少なく肺内の麻酔薬濃度がすみやかに上昇するので，導入が早くなる.

D 気道確保

全身麻酔薬は呼吸中枢を抑制するため，呼吸管理には以下のような気道確保法を用いる.

1) 用手的気道確保法

頭部後屈あご先挙上法または下顎挙上法を行い，舌根部を挙上させる.気道閉塞や誤嚥の可能性が高く確実性に欠けるため，麻酔維持に用いる方法としては一般的ではない.

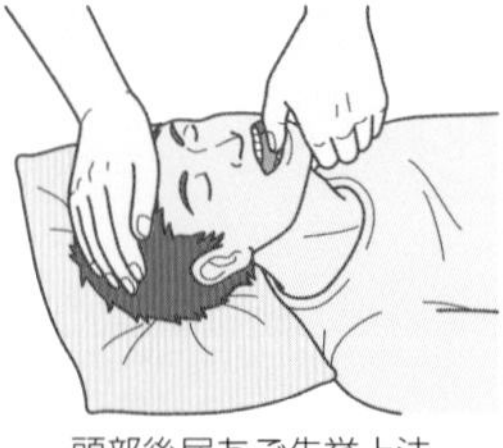

頭部後屈あご先挙上法

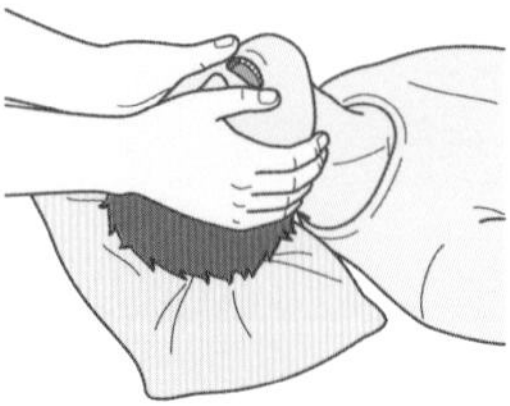

下顎挙上法

2) エアウェイ

経口または経鼻的にエアウェイを挿入する．確実性に欠けるため，麻酔維持に用いる方法としては一般的ではない．

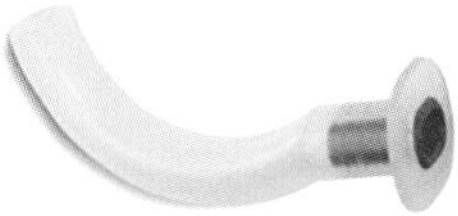

経口エアウェイ

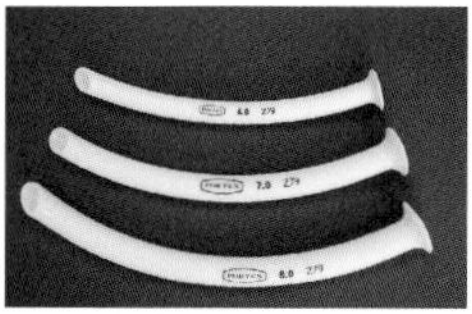

経鼻エアウェイ

エアウェイの種類
経口用と経鼻用がある．

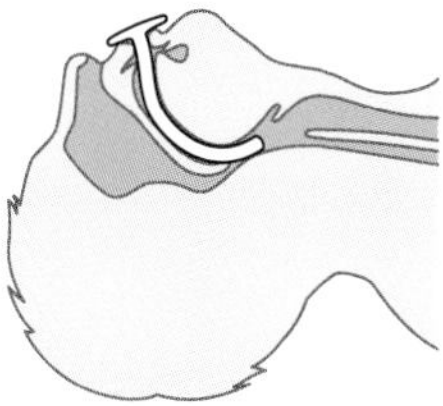

経口エアウェイ

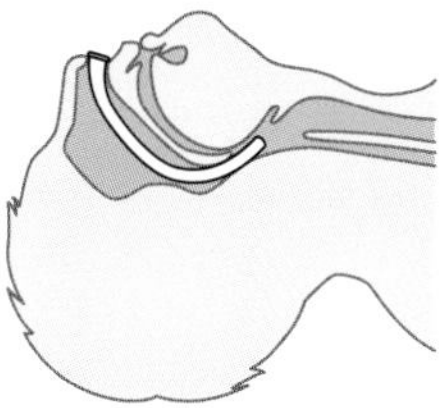

経鼻エアウェイ

エアウェイの挿入
舌根沈下による気道閉塞を防ぐ．

3) 声門上気道確保器具

ラリンジアルマスクなど，近年，多くの器具が発表されているが，歯科，口腔外科では治療のさまたげとなるため一般的ではない．

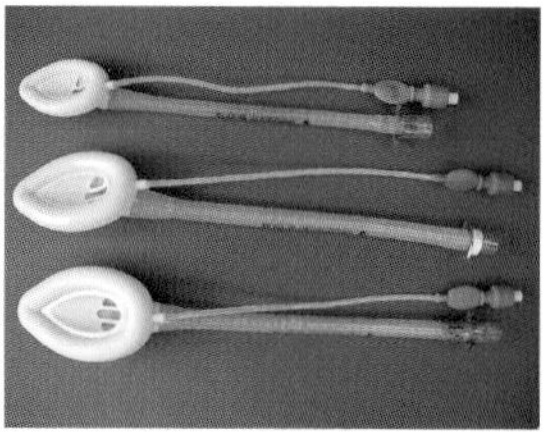

ラリンジアルマスク
マスク部分が声門部を覆う．

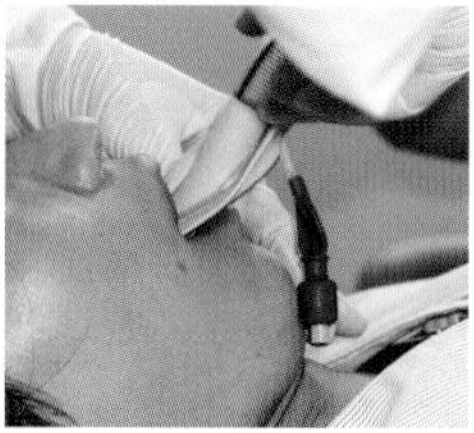

ラリンジアルマスクの挿入
器具器械を必要としない．

4) 気管挿管

喉頭鏡を用いて経口または経鼻的に気管チューブを挿入する．歯科，口腔外科では経鼻気管挿管が広く行われている．挿管操作を容易にするため，筋弛緩薬を投与して呼吸を停止させ，声門を開大させる．近年では挿管を容易にする各種のビデオ喉頭鏡が開発されている．

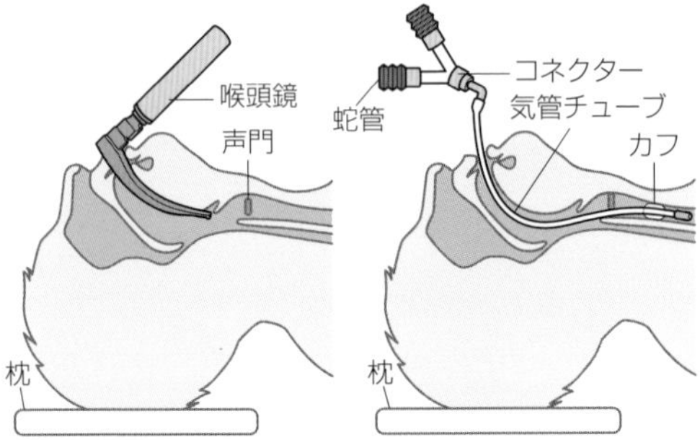

経口気管挿管
喉頭鏡を用いて気管にチューブを挿入する．

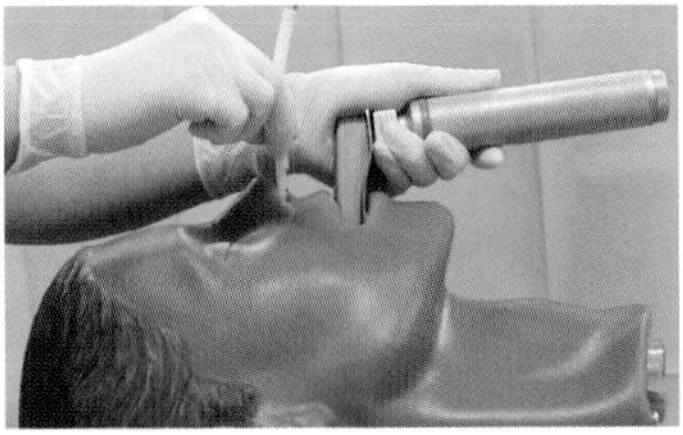

経鼻気管挿管
歯科，口腔外科で広く行われている．

E 麻酔維持

手術の進行に合わせて患者の呼吸と循環をモニタし，全身状態を最適に保つこと．亜酸化窒素，揮発性麻酔薬，酸素の混合ガスを吸入させる吸入麻酔法が広く行われてきたが，温室ガス効果が懸念される亜酸化窒素の利用は減少傾向にある．一方，静脈麻酔薬，麻薬性鎮痛薬，筋弛緩薬などの静脈投与で維持を行う全静脈麻酔（TIVA）が一般的となった．

1) 呼吸系

(1) 呼吸モニタ

①経皮的動脈血酸素飽和度モニタ

酸素と結合しているヘモグロビンの割合から，血液の酸素化の程度を示す．基準値96％以上.

②呼気終末二酸化炭素分圧測定（カプノメータ）

呼気中の二酸化炭素分圧を測定し，換気状態を示す．基準値40 mmHg.

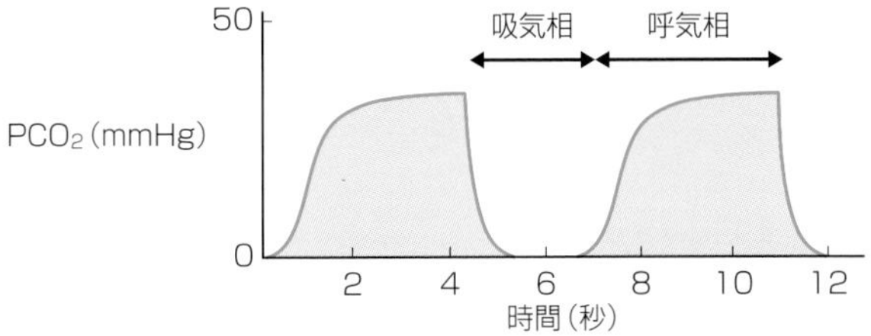

呼気終末二酸化炭素分圧曲線
気管チューブにセンサーを取り付けて測定する．換気状態がモニタできる.
PCO_2：呼気中に含まれるCO_2分圧.

(2) 麻酔中の呼吸管理

以下のどちらかで基準値を保つ.

①補助呼吸

自発呼吸の不足分を人工呼吸で補う方法.

②調節呼吸

筋弛緩薬などで自発呼吸を停止させ，人工呼吸のみで管理する方法.

2) 循環系

(1) 循環モニタ

①血圧

全身の血液循環の指標．基準値：導入前値±30％.

②心電図

心臓の電気的興奮の監視．基準値：心拍数50～100回/分，重篤な不整脈なし.

(2) 麻酔中の循環管理

降圧薬，昇圧薬，抗不整脈薬，輸液，輸血などで基準値を保つ．

3) 中枢神経系

(1) 鎮静モニタ

Bispectral Index (BIS) モニタ

脳波から算出した鎮静度を0～100の数字で表す．90以上は完全覚醒，60以下は意識消失を意味する．

(2) 麻酔中の鎮静管理

鎮静が不足していれば吸入麻酔薬の濃度を上げたり，静脈麻酔薬の投与速度を速める．

F 麻酔からの覚醒と抜管

手術が終了したら麻酔薬の投与を中止し，100％酸素で換気する．口腔内，気管内の分泌物や血液を吸引し，意識の回復とバイタルサインに異常のないことを確認したら，気管チューブを抜去する．

G 輸液

経口摂取制限による脱水，術中の生理的水分喪失，出血などの補正を目的として輸液を行う．成人の場合，輸液剤を500 mL/h 程度投与する．

1) 細胞外液補充液

乳酸リンゲル液，酢酸リンゲル液など．血液や組織間液などの細胞外液と近似した電解質組成を有するため，500 mL以下の出血であれば本剤のみを投与する．

2) 代用血漿

デキストランやデンプンを含み，膠質浸透圧によって血管周囲の細胞外液を血管内に引き込んで血液量を増加させる．輸血量を削減することができる．

H 輸血

赤血球，凝固因子，血液量などの補充を目的として行う．一般的に出血量が500 mL以下では細胞外液補充液，500〜1,000 mLでは細胞外液補充液と代用血漿，1,000 mL以上では細胞外液補充液と代用血漿に加えて輸血を考慮する．手術術式の進歩や自己血輸血などによって他家血輸血は減少傾向にある．

1）輸血の副作用

(1) 溶血

血液型不適合によって生じる．

(2) 発熱

白血球を原因とする抗原抗体反応で生じる．

(3) アレルギー

血漿タンパクに対する抗原抗体反応で生じる．

(4) 感染

HBV，HCV，HIV，クロイツフェルト-ヤコブ病などの報告がある．

(5) 移植片対宿主病（GVHD）

血液製剤中のリンパ球が患者体内で増殖して生じる．重篤な転帰をとる．

I 全身麻酔の併発症

1）呼吸器系併発症

(1) 気道閉塞

気管チューブの屈曲，閉塞で生じる．

(2) 喉頭けいれん

声帯が閉鎖し，呼吸不能となる．気管チューブ抜去直後に生じやすい．

(3) 気管支けいれん

気管（支）が収縮し，呼吸困難となる．喘息患者で生じやすい．

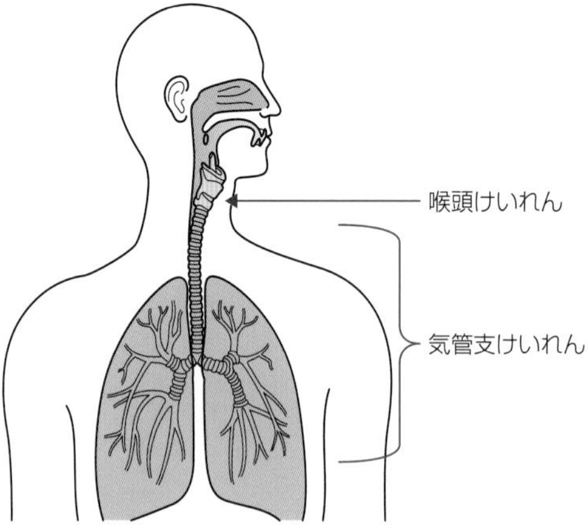

喉頭けいれんでは声帯が閉鎖し，気管支けいれんでは気管(支)が収縮する．

2) 循環器系併発症

(1) 血圧低下

麻酔薬の過量投与，出血などで生じる．

(2) 血圧上昇

麻酔薬の投与不足，低酸素血症，高二酸化炭素血症などで生じる．

(3) 不整脈

迷走神経反射，電解質異常などで生じる．

(4) 肺塞栓

下腿の静脈に生じた血栓(深部静脈血栓症)が肺動脈に移動して生じる．弾性ストッキング，間欠的空気マッサージ器などが予防に有効である．

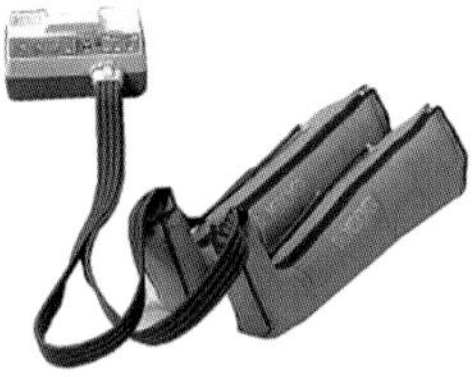

間欠的空気マッサージ器
脚部のうっ血を改善して血栓を防ぐ．

3) その他の併発症

(1) 悪性高熱症

急激に体温が上昇する遺伝性疾患である．全身冷却とダントロレン投与を行う．

(2) アナフィラキシー

麻酔薬以外に，手袋やカテーテルに対するラテックスアレルギーも多い．アドレナリンを投与する．

Ⅳ．日帰り全身麻酔

あらかじめ診察や検査を済ませておき，治療当日に来院して全身麻酔を行い，その日のうちに付き添いとともに帰宅させる方法である．非協力児や精神遅滞，自閉症スペクトラム患者の治療に用いられることが多い．麻酔方法や麻酔薬に特別なものはないが，全身状態が良好で（ASA PS 1，2→ p.40参照），侵襲が比較的小さく，短時間で終了する処置が適応である．

Chapter 6

精神鎮静法

Check Point

- 亜酸化窒素のMACと血液ガス分配係数を覚える.
- 笑気吸入鎮静法の禁忌を覚える.
- 静脈内鎮静法の禁忌を覚える.
- ベンゾジアゼピンが説明できる.
- GABAの作用が説明できる.

不安や恐怖を抑制する方法.鎮痛作用を求めないため,痛みを伴う処置では必ず局所麻酔を併用する.また,原則として患者の意識を残しておく.したがって,協力が得られない患者は,鎮静法の適応とならない.吸入鎮静法と静脈内鎮静法に分類される.

全身麻酔と鎮静法の効果

全身麻酔	鎮痛	鎮静	筋弛緩
鎮静法		鎮静	

I. 吸入鎮静法

20～30%の亜酸化窒素(笑気)を酸素と混合して吸入させる.

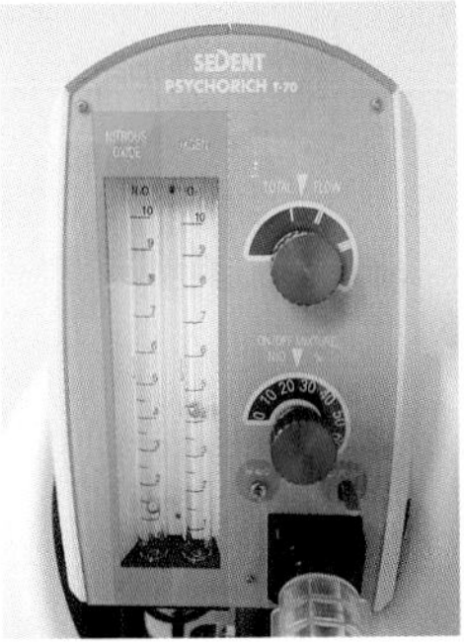

吸入鎮静器
総流量6L/分，亜酸化窒素濃度25％に設定している．

A 亜酸化窒素

MACは105〜110％で麻酔作用（鎮静，鎮痛，筋弛緩を合わせた作用）は弱いが，鎮痛作用そのものは比較的強いといわれている．血液ガス分配係数は0.47とデスフルランに次いで小さく，すみやかに効果が発現する．

B 笑気吸入鎮静法の禁忌

(1) 中耳炎，副鼻腔炎患者

亜酸化窒素は閉鎖腔に移行しやすく，内圧を上昇させて痛みを生じる．

(2) 眼内に医療ガスが封入されている患者

眼圧上昇により失明の危険性がある．

(3) 妊娠3か月までの患者

動物実験で催奇形性が報告されている．

C 亜酸化窒素と酸素のボンベ

(1) 亜酸化窒素

青と白のツートンカラーのボンベに52気圧で充填されている．圧縮によって一部液化するためボンベは立てて使用し，内圧から残量は推定できない．

(2) 酸素

黒のボンベに150気圧で充塡されており，内圧から残量が推定できる(3.5Lボンベの内圧が50気圧の場合，3.5×50=175Lの酸素が含まれている).

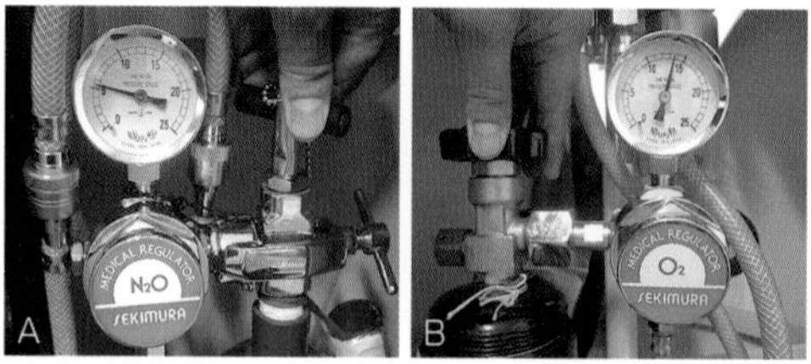

亜酸化窒素(A)は52気圧，酸素(B)は150気圧(図では138気圧)で充塡されている.

Ⅱ. 静脈内鎮静法

ミダゾラムの間欠投与あるいはプロポフォールの持続投与が一般的である．意識レベルの低下に伴って舌根沈下が出現するため，術者が鎮静担当医を兼ねてはならない．全身麻酔に準じて経口摂取を制限し，術中は呼吸と循環をモニタする．BISモニタ(→p.46参照)を利用することもある．意識レベルとバイタルサインが正常で，ふらつかずに歩行が可能であれば帰宅を許可するが，当日の運転は禁止する.

A Ramsayスコア

鎮静度の主観的評価方法で，鎮静状態を6段階で評価する．歯科治療では2～3が望ましい.

スコア	反応
1	不安そうで，イライラしている，または落ち着きがない
2	協力的，静穏，見当識がある
3	言葉による指示に反応
4	入眠しているが，眉間への軽い叩打または大きい聴覚刺激に反応して素早く反応
5	入眠しているが，眉間への軽い叩打または大きい聴覚刺激に反応して緩慢に反応
6	反応なし

(Ramsay MA, et al. Controlled sedation with alphaxalone-alphadolone. *Br Med J.* 1974；**2**(5920)：656-659)

B ベンゾジアゼピン

GABA受容体に結合して神経細胞を過分極（興奮の抑制）させて，鎮静作用を現す．その他，健忘，抗けいれん，中枢性筋弛緩作用をもつ．眼圧を上昇させるため，急性狭隅角緑内障患者には投与しない．

	作用時間（分）	特徴
ジアゼパム	40〜60	血管痛
ミダゾラム	20〜30	
フルニトラゼパム	60〜90	血管痛
フルマゼニル	40〜60	拮抗薬

ベンゾジアゼピンを大量投与した後にフルマゼニルで拮抗すると，フルマゼニルの作用消失後に再度鎮静状態となる．

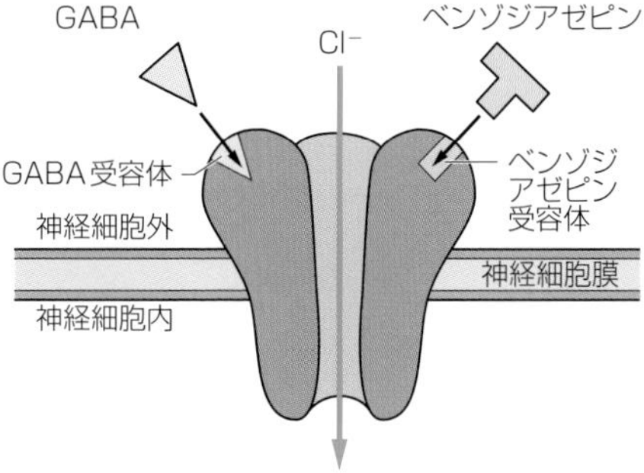

ベンゾジアゼピンの作用部位
GABAが受容体に結合すると細胞内にCl^-が流入し，脱分極（興奮）を抑制する．ベンゾジアゼピンはGABAの効果を増強する．（→p.37参照）．

C 静脈内鎮静法の禁忌　よくでる

（1）気道確保が困難な患者

短く太い首，小顎症．

（2）妊娠3か月までの患者

胎児が器官形成期の間は投薬を控える．

Chapter 7

BLS・ALS

Check Point

- 医療用BLSのアルゴリズムを覚える.
- 胸骨圧迫が説明できる.
- 電気ショックの適応が説明できる.

救命処置は，心肺蘇生とAEDからなるBLSと，BLSのみでは心拍が再開しない場合に行うALSがある．BLSはさらに，いつでも，どこでも，誰でも行える市民用BLSと，医療従事者が行う医療用BLSに分類される．ここでは，日本蘇生協議会（JRC）のJRC蘇生ガイドライン2020の医療用BLSについて述べる．

I．BLS

心停止患者の発見者などによって行われる．

①周囲の安全確認

②意識の有無を確認

③意識がなければ緊急通報とAEDの要請

④呼吸なし，あるいは異常呼吸の場合（10秒以内に判断．自信がない場合は呼吸なし，と判定）は胸骨圧迫

⑤回復するか救急隊に引き継ぐまで継続

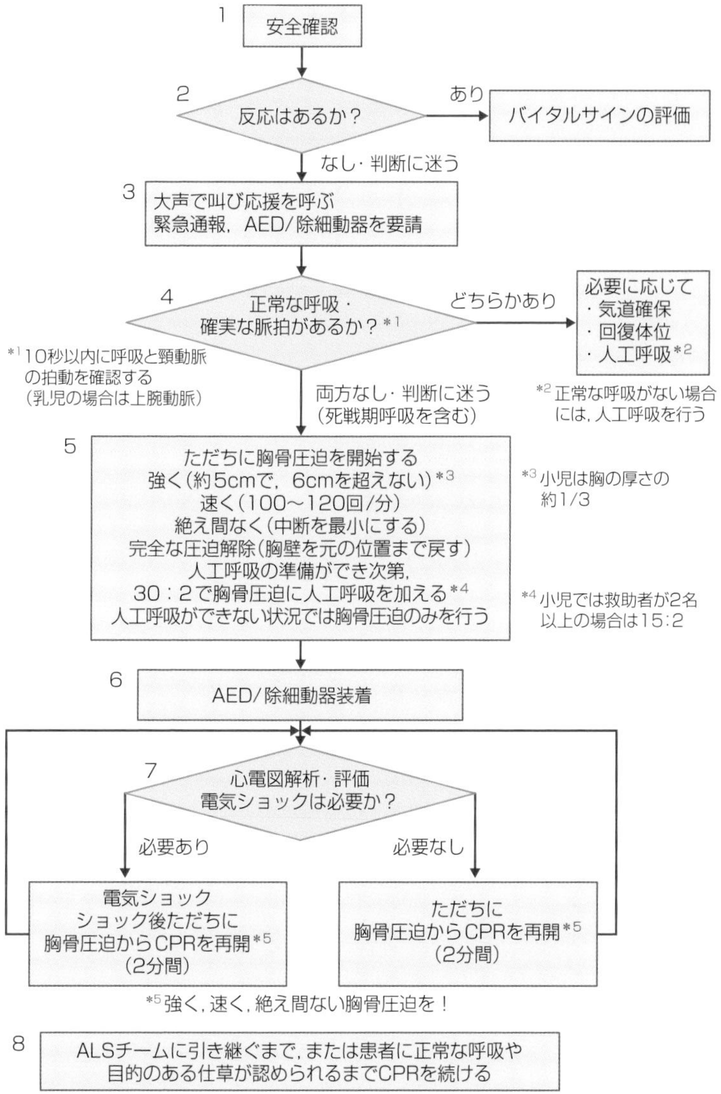

医療用BLSアルゴリズム

（日本蘇生協議会．JRC蘇生ガイドライン2020，医学書院，p.51）

A 胸骨圧迫

・胸骨の下半分を5～6cm（小児では胸の厚さの1/3）沈むように圧迫

・100～120回/分の速さで圧迫

・圧迫と圧迫の間は力をかけない

・可能なら気道確保して人工呼吸

・1～2分ごとに交替

・AEDや人工呼吸時の中断は最小限に

B AED

・到着したらただちに使用

・6歳未満に小学生～大人用パッドは使用可

・成人に未就学児用パッドは不可

・電気ショック後はただちに胸骨圧迫

C 必要に応じて気道確保と人工呼吸

・頭部後屈あご先挙上法（→p.42参照）

・胸の上がりが確認できる程度に1秒かけて呼気を吹き込む

・胸骨圧迫：人工呼吸＝30：2（救助者が2名以上の場合は15：2）

D 気道異物の場合

①通報とAED依頼

②腹部突き上げ，胸部突き上げ，背部叩打（1歳未満では頭部を下げて背部叩打および胸部突き上げ）

③意識消失すれば胸骨圧迫

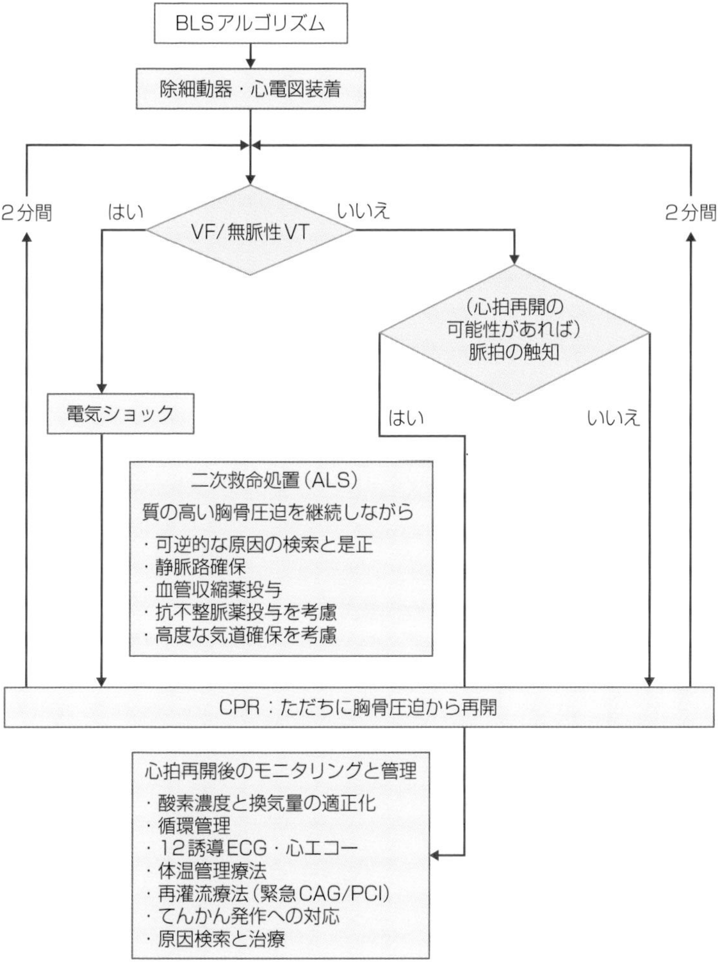

心停止アルゴリズム

BLSで心拍が再開しない場合は本アルゴリズムに沿って対応する．
（日本蘇生協議会．JRC蘇生ガイドライン2020，医学書院，p.50）

Ⅱ. ALS

BLSで心拍再開が得られない場合に，医療機関に搬送して行う．

A BLSの継続

・心電計付き除細動器の装着

・波形を診断し，必要があれば電気ショック（→ p.77参照）

B 静脈路または骨髄路確保

・静脈路確保が困難な場合は骨髄に留置針を挿入する

C アドレナリンの静脈内投与

D 抗不整脈薬（アミオダロン，ニフェカラント，リドカイン）の静脈内投与

E 気管挿管・声門上器具の挿入

F 連続した胸骨圧迫

Chapter 8

有病者の歯科治療

Check Point

・アスピリン喘息が説明できる.
・COPDが説明できる.
・抗血栓薬を覚える.
・不整脈の波形を覚える.
・低血糖性昏睡が説明できる.

I．呼吸器疾患と歯科治療

A 喘息

気管支収縮，分泌物増加によって呼吸困難となる疾患．通常，発作時以外は症状を認めない．

1) 症状

・激しい咳　・喘鳴　・呼吸困難

2) 発症機序

①アレルギーによる気管支粘膜の慢性炎症
②刺激物質吸入による気管支収縮

3) 発作時の対応

①β_2刺激薬吸入
②アドレナリン皮下注
③酸素投与
④気管挿管

4) 歯科治療上の注意点

・切削片，粉塵の吸入で発症

・ユージノール，レジンなどの刺激臭で発症

・β_2刺激薬，テオフィリン，アミノフィリン服用者はアドレナリン含有リドカインで不整脈

・ステロイド長期服用者ではステロイドカバーを考慮

・ラテックスアレルギー，薬剤アレルギー合併を疑う．

B アスピリン喘息

NSAIDs，パラベン，コハク酸エステル型ステロイドなどで重症喘息発作を起こす．成人型喘息の5～10%を占める．

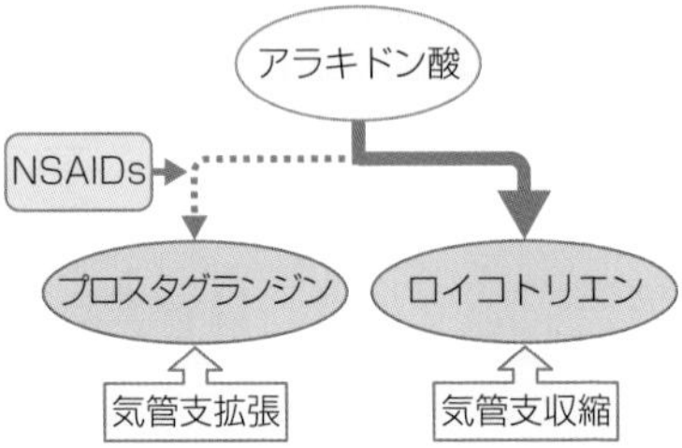

NSAIDsによるロイコトリエン合成の亢進．

1) 発症機序

・気管支拡張作用をもつプロスタグランジン合成を阻害

・気管支収縮作用をもつロイコトリエン合成の亢進

2) 歯科治療上の注意点

・副鼻腔炎，鼻茸，嗅覚低下を伴う喘息患者ではアスピリン喘息を疑う

・投与可能な鎮痛薬はシメトリドと無水カフェインの合剤(キョーリンAP2)，立効散など漢方薬

・ステロイド投与時はリン酸エステル型(ベタメタゾン，デキサメタゾン)を選択

C 慢性閉塞性肺疾患(COPD)

慢性気管支炎(気管支の慢性炎症)と肺気腫(肺胞の慢性炎症)を包括してCOPDという．

1) 症状

・咳　・痰　・チアノーゼ（SpO_2低下）

2) 発症機序

①喫煙による気道の慢性炎症

②気管支粘膜の肥厚による閉塞または肺胞壁の破壊

3) 歯科治療上の注意点

在宅酸素療法患者では酸素カテーテル近傍で火の使用を避ける.

Ⅱ. 循環器疾患と歯科治療

A 本態性高血圧

診察室で測定した場合，収縮期血圧140mmHg以上または拡張期血圧90mmHg以上，家庭で測定した場合，収縮期血圧135mmHg以上または拡張期血圧85mmHg以上，いずれか一方を満たせば高血圧と診断される.

成人における血圧値の分類

分類	診察室血圧（mmHg）			家庭血圧（mmHg）		
	収縮期血圧		拡張期血圧	収縮期血圧		拡張期血圧
正常血圧	＜120	かつ	＜80	＜115	かつ	＜75
正常高値血圧	120～129	かつ	＜80	115～124	かつ	＜75
高値血圧	130～139	かつ/または	80～89	125～134	かつ/または	75～84
Ⅰ度高血圧	140～159	かつ/または	90～99	135～144	かつ/または	85～89
Ⅱ度高血圧	160～179	かつ/または	100～109	145～159	かつ/または	90～99
Ⅲ度高血圧	≧180	かつ/または	≧110	≧160	かつ/または	≧100
（孤立性）収縮期高血圧	≧140	かつ	＜90	≧135	かつ	＜85

（高血圧治療ガイドライン2019，p.18，表2-5，日本高血圧学会）

1) 発症機序

・脂質異常症，喫煙など生活習慣病による動脈硬化

・塩分過多による血液量増加

・年齢や遺伝因子など

2) 歯科治療上の注意点

高血圧症自体は無症状だが，多くの循環器疾患を伴う．血管収縮薬含有局所麻酔薬の投与量に制限がある（→p.25参照）.

3) 高血圧性脳症

血圧上昇によって頭痛，悪心，嘔吐，意識消失などが生じることをいう．平均動脈圧［（収縮期血圧－拡張期血圧）÷3＋拡張期圧］が150mmHgを超えると発症する．

4) 血圧上昇時の対応

・座位

・ニフェジピン（経口），ニカルジピン（静脈内）投与

B 虚血性心疾患

狭心症と心筋梗塞をいう．コレステロールや血小板などからなる粥腫（アテローム）が冠血管壁に沈着することで生じる．

狭心症：冠血管の狭窄による心筋の一時的な血流不足

心筋梗塞：冠血管の閉塞による心筋の部分壊死

1) 発症機序

①ストレスで交感神経末端からノルアドレナリン，副腎髄質からアドレナリンの分泌増加

②血圧上昇，頻脈

③心筋の酸素需要が増加

④心筋の酸素不足，壊死による胸痛

2) 歯科治療上の注意点

・不安や疼痛を与えない．

・虚血性心疾患の既往がある患者ではRPP（収縮期血圧×心拍数）≦12,000を保つ．

・胸痛時にはニトログリセリン，硝酸イソソルビドの舌下投与または口腔内噴霧

・心筋梗塞の発作後6か月間は歯科治療を避ける．

・抗血小板薬服用者に外科処置を行う場合は，休薬せずに局所止血を十分に行う．

3) 抗血栓薬 よくでる

抗血小板薬と抗凝固薬を包括して抗血栓薬という．原則として抜歯など外科処置前に中止しない，緊密な縫合や局所止血剤で対応する．

抗血小板薬	アスピリン プラスグレル クロピドグレル チクロピジン シロスタゾール
抗凝固薬	ワルファリン ダビガトラン リバーロキサバン アピキサバン エドキサバン

(1) 抗血小板薬

虚血性心疾患患者，脳梗塞患者に処方される．

(2) 抗凝固薬

心原性脳塞栓患者に処方される．PT-INR（健常者と比較した血液凝固の指標）が効果の指標となるのはワルファリンのみである．

C 脳血管障害

脳出血と脳梗塞に分類される．脳血管障害によって生じた意識障害を脳卒中という．

脳出血：高血圧による脳出血，脳動脈瘤破裂によるくも膜下出血

脳梗塞：高血圧によるラクナ梗塞，粥腫によるアテローム性脳梗塞，心房細動によって生じた血栓による心原性脳塞栓

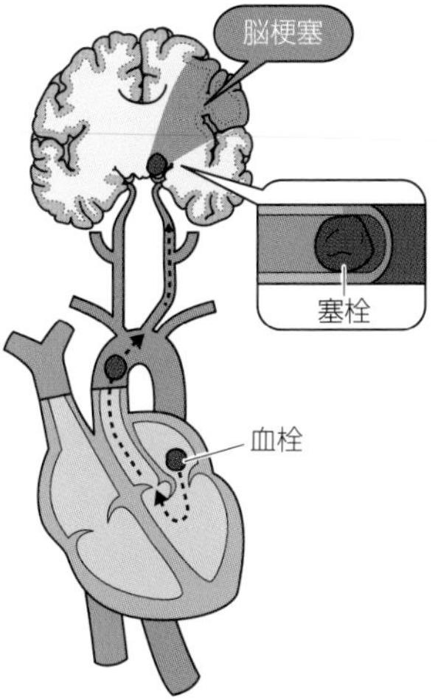

心原性脳塞栓
心房細動によって生じた血栓が脳血管を閉塞する．

1) 脳血管障害の既往と処方される抗血栓薬

ラクナ梗塞，アテローム性脳梗塞：抗血小板薬

心原性脳塞栓：抗凝固薬

2) 心房細動

心房がけいれん様に収縮する不整脈で，心房内に血栓が生じる．血圧変動などで脳血管に移動すれば脳梗塞（心原性脳塞栓）を起こす．

3) 脳卒中のサイン

・中枢性顔面神経麻痺（下顔面のみ：→p.86参照）
・両手を10秒間上げていられない
・言語障害

上記のうちのいずれか1つが突然生じたら脳卒中を疑う．

D 不整脈

1) 頻脈性不整脈と徐脈性不整脈

刺激伝導系の異常興奮による頻脈性不整脈と，伝導障害による徐脈性不整脈に大別される．

頻脈性不整脈：期外収縮，心房細動，心室頻拍，心室細動など

頻脈性不整脈は刺激の発生部位によって，上室性不整脈と心室性不整脈に分類される．

・上室性不整脈：房室結節より上に原因がある場合
・心室性不整脈：房室結節より下に原因がある場合

徐脈性不整脈：房室ブロックなど

(1) 頻脈性不整脈

①上室性期外収縮

本来のリズムより心房と心室が早期に収縮する．QRS波は正常波形を示す．症状を訴えることは少ない．

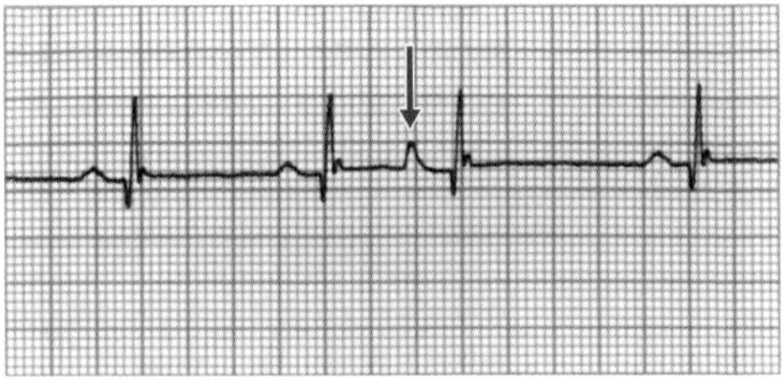

本来より早いP波（赤矢印）と，それに続く正常なQRS波形を認める．

②心室性期外収縮

本来のリズムより心室が早期に収縮する．幅の広いQRS波形を示す．

放置すると重篤な不整脈に移行することがある．β遮断薬，Ca拮抗薬を服用していることがある．

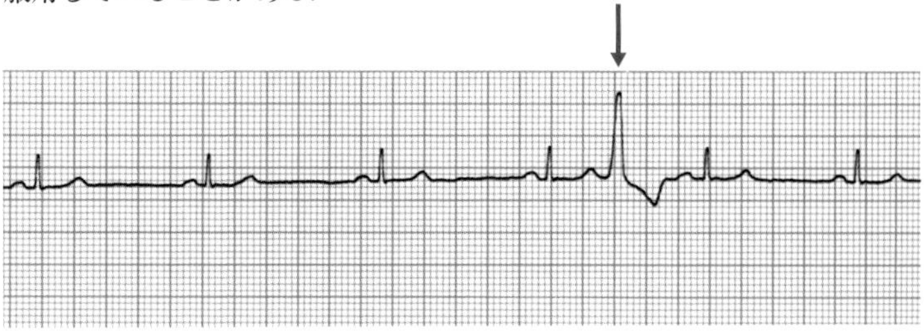

P波を伴わない幅の広いQRS波形（赤矢印）を認める．

③心房細動

心房が細かく震えている状態．基線が不規則に揺れ，QRS波形は不整に出現する．全身症状を訴えることは少ないが，心房内に心原性脳塞栓の原因となる血栓ができやすい．ワルファリンなど抗凝固薬（→ p.63参照）の他にβ遮断薬，ジギタリスを服用していることがある．

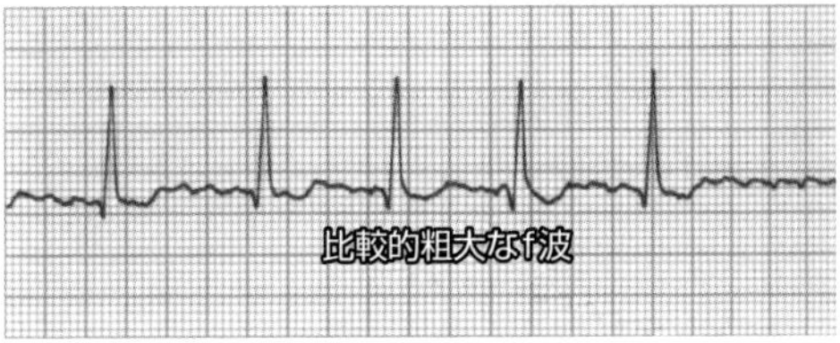

細かく揺れる基線（f波）と，間隔の一定しないQRS波形を認める．

④心室頻拍

心室が興奮している状態．幅の広いQRS波形が100回/分以上出現する．心室細動に移行しやすく，電気ショックの適応である．

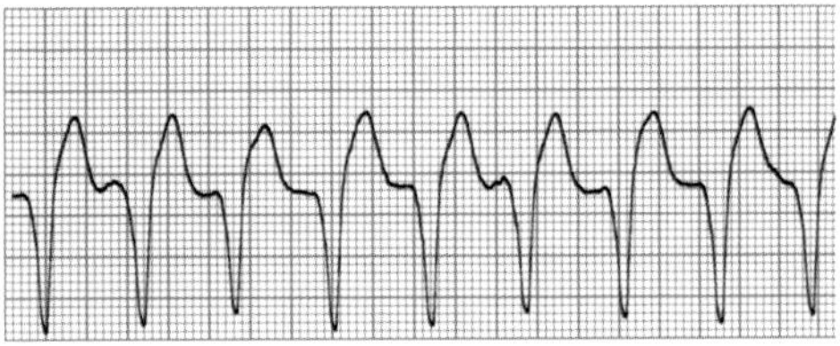

100回/分以上の幅の広いQRS波形を認める．

⑤心室細動

心室が細かく震えている状態．QRS波形を認めない．心臓から血液が拍出されない心停止の一種であり，ただちに電気ショックを行う．

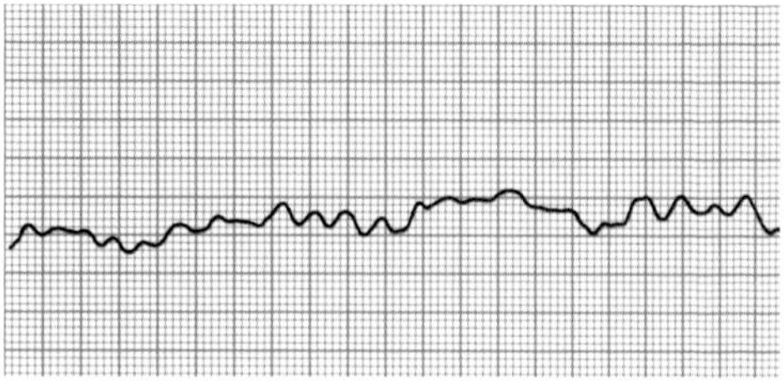

揺れる基線のみを認める．

(2) 徐脈性不整脈

■房室ブロック

心房から心室への刺激伝導（房室伝導）が障害された状態．3段階（4種類）に分類される．

Ⅰ度房室ブロック

房室伝導に時間を要する．PR間隔が延長（0.2秒以上）する．

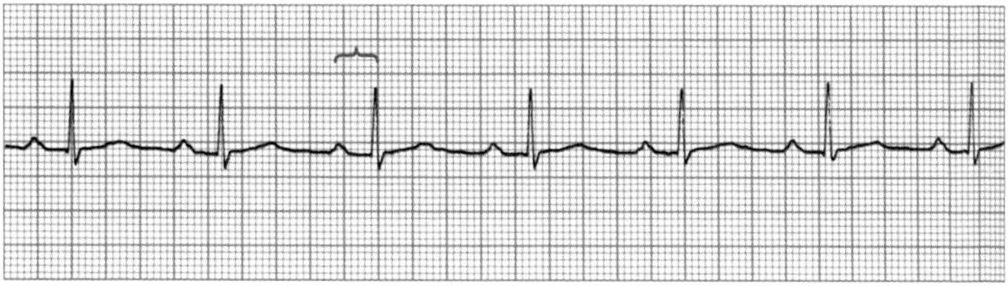

PR間隔（︷部）の延長を認める．

Ⅱ度房室ブロック

①ウェンケバッハ型

PR間隔が1拍毎に延長し，やがてQRS波形が脱落する．

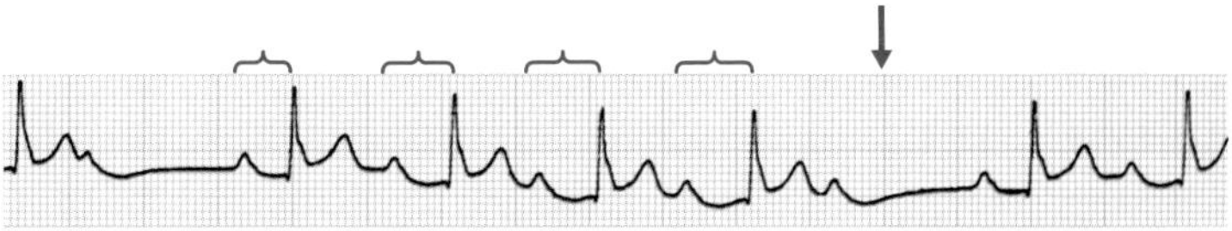

PR間隔（︷部）が次第に延長し，QRS波形が脱落（赤矢印）する．

②モービッツ2型

PR間隔は一定で突然QRS波形が脱落する．ペースメーカの適応である．

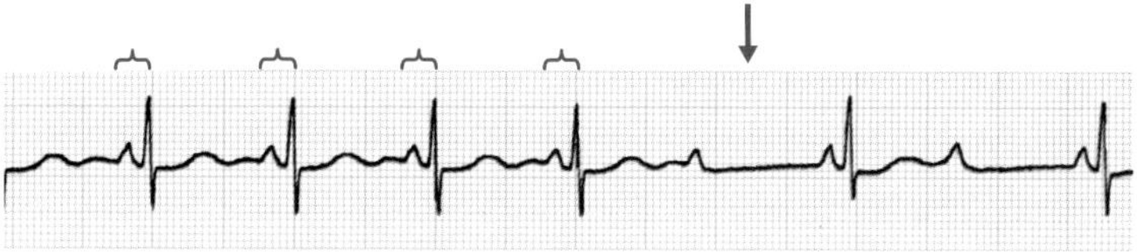

PR間隔（︷部）は一定で，QRS波形が突然脱落（赤矢印）する．

Ⅲ度房室ブロック（完全房室ブロック）

房室伝導が途切れ，心房と心室が別々に収縮する．ペースメーカの適応である．

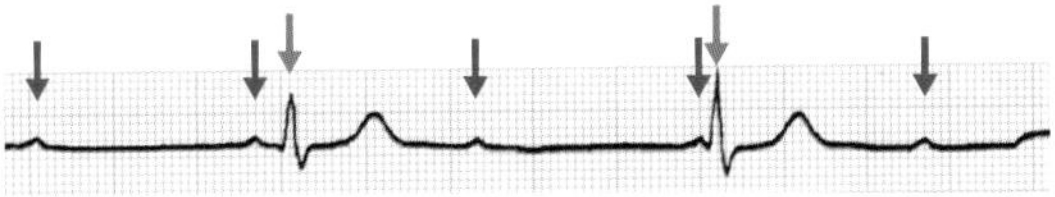

P波（赤矢印）とQRS波形（青矢印）は無関係に出現する．

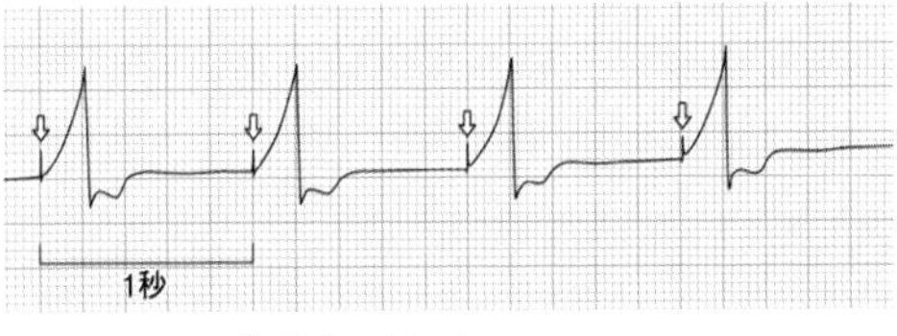

ペースメーカ作動中の波形

ペースメーカからの刺激（スパイク波形：白矢印）に続くQRS波形を認める．

2) 歯科治療上の注意点

・心電図のモニタ

・β遮断薬服用者はアドレナリン含有リドカインで血圧上昇

・ジギタリス服用者はアドレナリン含有リドカインで不整脈

・ペースメーカ挿入者は電気的根管長測定器や電気メスの使用に注意

E 心臓弁膜症

4つの弁の1つあるいは複数が狭窄または閉鎖不全を起こした状態をいう．弁周囲で血中の細菌が増殖し（疣贅），感染性心内膜炎を起こす．

1) 歯科治療上の注意点

・心房細動の合併

・心不全の合併

・感染性心内膜炎

感染性心内膜炎予防のために抗菌薬を予防投与すべき疾患・処置

予防投与すべき疾患	人工弁置換患者 感染性心内膜炎の既往 中等度以上の先天性心疾患 弁膜症 肥大型心筋症
予防投与すべき処置	出血を伴う処置 （スケーリング・感染根管処置を含む）
予防投与不要の処置	浸潤麻酔 抜髄 矯正治療

感染性心内膜炎予防のための抗菌薬（成人：経口投与の場合）

βラクタム系アレルギー	抗菌薬	投与量（処置1時間前）
なし	アモキシシリン	2g
あり	クリンダマイシン アジスロマイシン クラリスロマイシン	600mg 500mg 400mg

F 先天性心疾患

生まれつき心臓，血管の構造に異常があるもの．

1) 非チアノーゼ性先天性心疾患

左心の血液（動脈血）の一部が右心に流れる．重症化すればチアノーゼ性となる（Eisenmenger症候群）．

- 心房中隔欠損
- 心室中隔欠損
- 動脈管開存症

2) チアノーゼ性先天性心疾患

右心の血液（静脈血）の一部が左心に流れる（右→左シャント）．安静時でも酸素不足となる．

- Fallot四徴症

3) 歯科治療上の注意点

- 感染性心内膜炎
- 心不全の合併
- 低酸素血症

Ⅲ．内分泌疾患と歯科治療

A 糖尿病

インスリン不足によるブドウ糖の代謝障害．絶対量が不足する1型と相対的不足による2型に分類される．

糖尿病の診断基準

1．空腹時血糖（FBS）	126mg/dL以上
2．随時血糖	200mg/dL以上
3．75g経口ブドウ糖試験（75g OGTT）	2時間値200mg/dL以上
4．グリコヘモグロビン（HbA1c）	6.5％以上

1～3のいずれかと4を満たせば糖尿病と診断する．

1型糖尿病：膵臓でのインスリン産生が障害されて生じる．インスリン投与が不可欠である．

2型糖尿病：過食よって膵臓が疲労し，インスリン産生が十分行えなくなったり，肥満や運動不足などによって，インスリン抵抗性が高まることで生じる．生活指導，血糖降下薬，インスリンの順に治療される．

1) 血糖降下薬

インスリン分泌促進，インスリン感受性の亢進，糖吸収の抑制，糖排泄の亢進作用をもつものがある．

血糖降下薬の分類

インスリン分泌の促進	経口薬	スルホニル尿素薬，グリニド薬，DPP-4 阻害薬
	注射薬	GLP-1 受容体作動薬
インスリン感受性の亢進	ビグアナイド薬，チアゾリジン薬	
糖吸収の抑制	αグルコシダーゼ阻害薬	
糖排泄の亢進	SGLT-2 阻害薬	

2) インスリン

膵臓のランゲルハンス島β細胞から分泌され，ブドウ糖を細胞内に移行させる．胃酸で分解されるため注射で投与する．

3) 急性合併症と対応

(1) 高浸透圧高血糖症候群

血糖値 500 mg/dL 以上．インスリン投与

(2) 糖尿病性ケトアシドーシス

血糖値 250 mg/dL 以上．ケトン体（+）．インスリン投与

(3) 低血糖性昏睡

血糖値 50 mg/dL 以下．ブドウ糖投与

4) 慢性合併症

動脈硬化による脳梗塞，虚血性心疾患，腎障害，神経障害

5) 歯科治療上の注意点

・血圧測定と心電図モニタ

・気分不快時には低血糖を疑い糖の補給

B 甲状腺機能亢進症

トリヨードサイロニン(T_3)，遊離T_3(FT_3)，サイロキシン(T_4)，遊離T_4(FT_4)の過剰分泌により，高体温，頻脈，高血圧などを呈する．またFT_3，FT_4上昇時には甲状腺刺激ホルモン(TSH)・TSH放出ホルモン(TRH)が低下する．

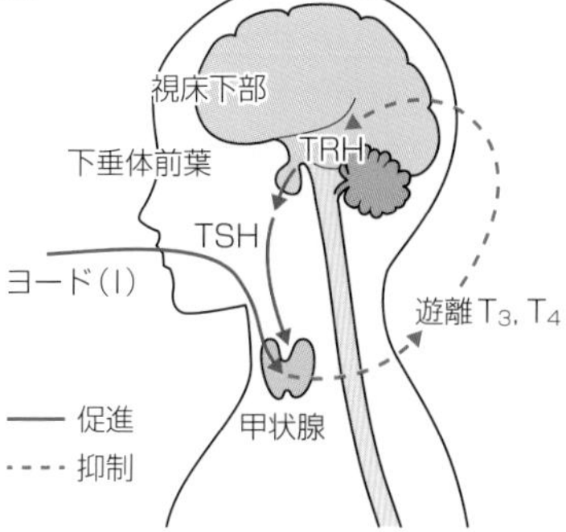

甲状腺ホルモン
TSHは脳下垂体前葉，TRHは視床下部から分泌される．

1) 甲状腺クリーゼ

甲状腺機能亢進症の急性増悪をいう．時に致命的となる．

2) 歯科治療時の注意点

・アドレナリン含有リドカインで血圧上昇・頻脈を生じるため，フェリプレシン含有プロピトカインまたはメピバカインを投与する．

・ストレスで甲状腺クリーゼを発症するため鎮静法を利用する．

Ⅳ．その他注意すべき状態と歯科治療

A ステロイド服用者

ステロイドを服用している患者では，副腎機能が低下し，十分量のヒドロコルチゾンが産生できなくなる．これらの患者に侵襲を加えると，ショックを起こす．

1) ステロイドの種類

ステロイドは力価によって3種類に大別される．

	力価
ヒドロコルチゾン	1
プレドニゾロン メチルプレドニゾロン	5
ベタメタゾン デキサメタゾン	25

2) 歯科治療上の注意点

1年以内に20mg/日以上(プレドニゾ

ロンの場合）を3週間以上服用している患者に麻酔や手術を行う場合は，術前にステロイドを投与する（ステロイドカバー）.

B 消化管潰瘍患者

炎症が起こると，細胞膜のアラキドン酸からシクロオキシゲナーゼ（COX）によってプロスタグランジン（PG）が産生される．COX-1が生成するPGは粘膜などを保護するが，COX-2は炎症や痛みを促進させるPGE_2を産生する．したがって，胃，十二指腸に潰瘍がある患者の鎮痛には，COX-2選択性NSAIDs（セレコキシブ）を投与する.

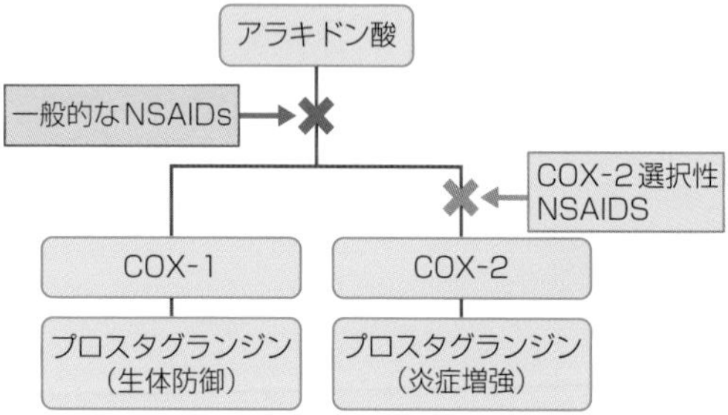

COX-2選択性NSAIDsは消化管潰瘍を起こしにくい.

C 妊婦

・13週目までは胎児の器官形成期にあたるため，薬物の催奇形性に注意する.
・妊娠後期は仰臥位低血圧症候群に注意する.
・35週目以降は胎児の動脈管が閉鎖する可能性があり，NSAIDsの投与を避ける.

D 精神・神経疾患

1) Parkinson病

脳内のドパミン活性低下で生じる．振戦（細かな震え），固縮（上肢の抵

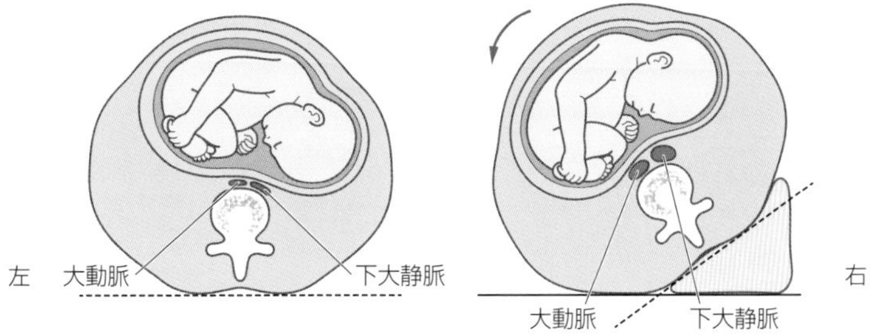

仰臥位低血圧症候群
増大した子宮が下大静脈を圧迫し，心臓への血流が減少して血圧が低下する．左仰臥位または座位にする．

抗感)，無動(運動開始に時間を要する)，姿勢反射障害(前屈みで小さな歩幅の歩行)を主な症状とする．

歯科治療上の注意点

治療薬のレボドパ(L-dopa)，モノアミンオキシダーゼ(MAO)阻害薬，カテコール-O-メチルトランスフェラーゼ(COMT)阻害薬はアドレナリン含有リドカインで血圧上昇，不整脈発現

2) 統合失調症

脳内のドパミン異常で生じる．幻覚，妄想，意欲低下を主な症状とする．

歯科治療上の注意点

治療薬のフェノチアジン系抗精神病薬(クロールプロマジン)，ブチロフェノン系抗精神病薬(ハロペリドール)，非定型抗精神病薬(リスペリドン)はアドレナリン含有リドカインで血圧低下

3) 抗Parkinson病薬，抗精神病薬のその他の副作用

ジストニア(筋収縮)・ジスキネジア(不随意運動)など錐体外路症状の出現

4) うつ病

脳内のセロトニン，ノルアドレナリン活性低下で生じる．

歯科治療上の注意点

治療薬の三環系抗うつ薬(アミトリプチリン，イミプラミン)，セロトニン・ノルアドレナリン再取り込み阻害薬(SNRI)はアドレナリン含有リドカインで血圧上昇

E 慢性腎不全

糸球体，ボーマン嚢，尿細管からなるネフロンが糖尿病や炎症で破壊されて生じる．浮腫，電解質異常，代謝性アシドーシスを主な症状とする．

1) 腎機能の検査

(1) 推算糸球体濾過量(eGFR)

老廃物排泄能力の指標：基準値90以上，腎機能低下で低下

(2) 血清クレアチニン(Cr)

腎機能低下で上昇

(3) 尿素窒素(BUN)

腎機能低下で上昇

2) 透析

3回/週程度ダイアライザーを用いて血液浄化を行う血液透析と，毎日自宅で行う腹膜透析がある．

3) 歯科治療上の注意点

・血液透析患者では治療は透析翌日に行う．

・シャント側には血圧計を巻かない．

・NSAIDsは避ける．

・抗菌薬はペニシリン系，セフェム系を減量して投与する．

Chapter 9
救急処置が必要な症状・病態

Check Point

・バイタルサインと基準値を覚える.
・失神が説明できる.
・ショックが説明できる.
・けいれんが説明できる.
・胸痛が説明できる.
・誤飲・誤嚥が説明できる.

A バイタルサイン

生命徴候ともいい，一般には脈拍，血圧，呼吸状態，体温，意識の5つをさす.

バイタルサインの基準値

脈　拍	50～100回/分	呼吸数	12～18回/分
最高（収縮期）血圧	140mmHg未満	酸素飽和度	96%以上（空気吸入時）
最低（拡張期）血圧	90mmHg未満	体　温	36～37℃

1）脈拍

橈骨動脈，上腕動脈，頸動脈，大腿動脈などで測定するが，緊急時には脳血流を反映する頸動脈で拍動を触れることが重要である．頻脈（100回/分以上），徐脈（50回/分以下）に加えて，リズム（整・不整）も確認する.

2）血圧

通常，上腕動脈を用いて聴診法で測定するが，自動血圧計を用いてオシロメトリック法で測定することも多い．診察室で測定した場合，収縮期血圧140mmHg以上または拡張期血圧90mmHg以上，家庭で測定した場合，収縮期血圧135 mmHg以上または拡張期血圧85 mmHg以上，いずれか一方を満たせば高血圧と診断される．局所麻酔薬に含まれるアドレナリンは血圧を上昇させるため，特に高血圧症患者に投与する場合は注意が必要である(→p.25参照)．

血圧の種類

最高（収縮期）血圧	心臓が収縮したときの血管内圧
最低（拡張期）血圧	心臓が拡張したときの血管内圧
脈　圧	最高血圧－最低血圧
平均血圧	脈圧/3＋最低血圧

3) 呼吸状態

呼吸数，深さ，リズムと酸素飽和度で評価する．

4) 体温

腋窩のほかに，口腔，直腸，鼓膜などで測定する．部位によって温度が異なるので測定部位を併記する．

B 意識障害の評価

客観的な評価方法としてJapan coma scale（JCS：3-3-9度方式）またはGlasgow coma scale（GCS）が用いられる．JCSは刺激に対する反応の程度で評価し，正常は0点，昏睡は300点である．GCSは開眼，言語，運動の3領域で評価し，正常15点，昏睡3点である．

C 心停止

頸動脈触知不能なら心停止と診断する．心電図モニタでは心静止，無脈性電気活動，無脈性心室頻拍，心室細動のいずれかを認める．ただちにBLSを開始する．

心静止：波形を認めない．

無脈性電気活動：波形を認めるが血液は拍出されない．

無脈性心室頻拍：著しい頻脈により血液が拍出されない．

心室細動：心筋が無秩序に収縮するため血液は拍出されない．

無脈性心室頻拍と心室細動は電気ショックの適応であり，AEDが有効である．

Japan coma scale（JCS：3-3-9度方式）およびGlasgow coma scale（GCS）による意識障害の評価

Japan coma scale（JCS）	Glasgow coma scale（GCS）
Ⅰ．覚醒している 0：意識清明 1：見当識は保たれているが意識清明ではない 2：見当識障害がある 3：自分の名前・生年月日がいえない Ⅱ．刺激に応じて一時的に覚醒する 10：普通の呼びかけで開眼する 20：大声で呼びかけたり，強く揺するなどで開眼する 30：痛み刺激を加えつつ，呼びかけを続けるとかろうじて開眼する Ⅲ．刺激しても覚醒しない 100：痛みに対して払いのけるなどの動作をする 200：痛み刺激で手足を動かしたり，顔をしかめたりする 300：痛み刺激に対し全く反応しない	開眼機能（Eye opening）「E」 4点：自発的に，または普通の呼びかけで開眼 3点：強く呼びかけると開眼 2点：痛み刺激で開眼 1点：痛み刺激でも開眼しない 言語機能（Verbal response）「V」 5点：見当識が保たれている 4点：会話は成立するが見当識が混乱 3点：発語はみられるが会話は成立しない 2点：意味のない発声 1点：発語みられず 運動機能（Motor response）「M」 6点：命令に従って四肢を動かす 5点：痛み刺激の部位に手足をもっていく 4点：痛み刺激から逃げる 3点：痛み刺激に対して緩徐な屈曲運動 2点：痛み刺激に対して緩徐な伸展運動 1点：運動みられず

1．心静止

心臓から血液が拍出されず，電気活動もみられない状態．電気活動がないので，心電図はフラット．電気ショック適応外．

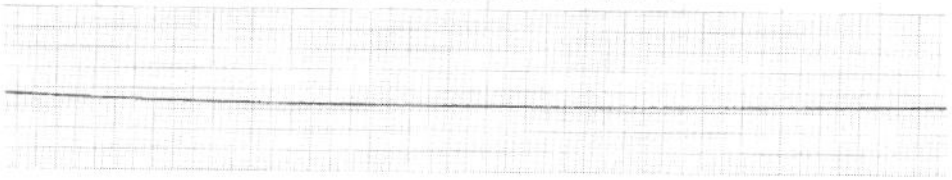

2．無脈性電気活動（PEA）

心臓から血液が拍出されていないのに電気活動がある状態（これは波形の1例）．電気ショック適応外．

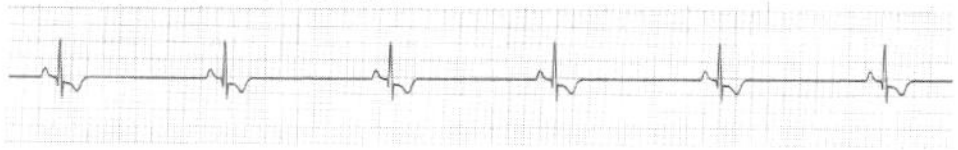

3．心室細動（VF）

心室内での心筋が無秩序に興奮している状態．電気ショックの適応．

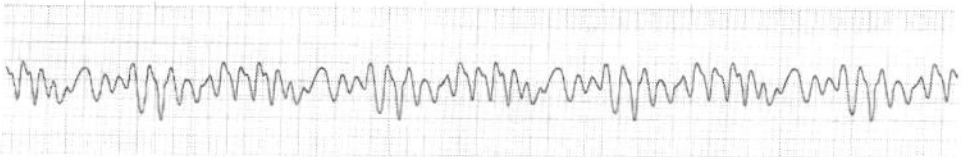

4．無脈性心室頻拍（pulseless VT）

頻脈のために血液が心臓から出ていない状態．電気ショックの適応．

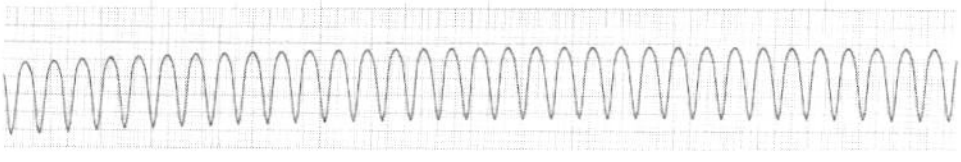

4つの心停止
（日本レールダル社ハートシムACLSトレーニングシステムより）

D 失神

突然生じる短時間の意識消失で，自然に回復するものをいう．脳血流の一時的低下によって生じることが多い．したがって血管迷走神経反射による血管拡張，弁膜症・心筋症などの心疾患，重度の徐脈および頻脈が原因となる．失神を目撃した場合は呼吸と脈拍の有無を確認する．呼吸がない，脈がない，呼吸と脈拍の有無がわからない場合はBLSを開始する．

失神の原因

弁膜症	内頸動脈の狭窄	貧血
心筋症	血管迷走神経反射	精神疾患
房室ブロック	起立性低血圧（立ちくらみ）	過換気
心室頻拍	低血糖	

E ショック

急激に生じる全身の循環不全であり，呼吸不全，蒼白，虚脱，冷汗，脈拍触知不能（ショックの5徴候）などを認める．原因によって血液分布異常性，心原性，循環血液量減少性，心外閉塞・拘束性に分類される．酸素を投与し気道を確保する．また静脈路を確保し，必要に応じて輸液，輸血，昇圧薬投与を行う．アナフィラキシーショックではアドレナリンを投与する．

ショックの分類と主な原因

分類	原因
血液分布異常性ショック	敗血症
	アナフィラキシー
	血管迷走神経反射
心原性ショック	不整脈
	心筋梗塞
循環血液量減少性ショック	出血
心外閉塞・拘束性ショック	肺塞栓
	緊張性気胸
	心タンポナーデ

F けいれん

骨格筋の不随意的収縮をいい，4つのタイプに分類される．意識

けいれんのタイプ

強直性	持続的に筋が収縮する
間代性	収縮と弛緩が交互に生じる
強直性間代性	強直性に続いて間代性けいれんが生じる
けいれん重積	全身的，部分的けいれんを繰り返す

局所麻酔薬中毒では間代性，血管迷走神経反射性失神では強直性けいれんが生じる．

障害を伴うことが多い．てんかん，高血圧性脳症，血管迷走神経反射性失神，過換気症候群，局所麻酔薬中毒などで生じる．呼吸抑制があれば気道確保，酸素投与を行い，けいれんにはベンゾジアゼピン，バルビツレートで対応する．

G 頭痛

頭部，顔面，口腔周囲の痛覚感受部位が刺激されて生じる．片頭痛，緊張性頭痛，群発頭痛などの一次性頭痛と，他の疾患に関連して生じる二次性頭痛に分類される．病歴（高血圧など），常用薬剤（抗血栓薬など）を確認し，バイタルサインを測定する．

二次性頭痛の原因

発熱	髄膜炎
高血圧	副鼻腔炎
脳腫瘍	ウイルス感染
脳出血	歯髄炎などの歯科疾患

H 運動麻痺

突然の運動麻痺は脳血管障害によって生じる．脳血管障害のうち，脳出血は高血圧，くも膜下出血は動脈瘤破裂，脳梗塞は心房細動によって生じた血栓が原因となる．突然，①顔面神経麻痺，②10秒間両手が挙上できない，③言語障害のいずれかの症状を認めたら，ただちに救急車を要請する（→p.64参照）．

I 呼吸困難

歯科では誤嚥による気道閉塞および過換気症候群が原因となることが多い．誤嚥では異物が声門より上部にある場合は，鉗子による摘出を試みる．摘出不可能な場合は輪状甲状靱帯穿刺を行う．気管内の異物に対しては胸部突き上げ，背部叩打を繰り返す．吸気時に胸部が陥没し，呼気時に膨らむ奇異呼吸や，吸気に一致して鎖骨上窩が陥凹するトラキアルタグは気道閉塞を表す．発語可能な場合は不完全閉塞であり，酸素を投与し，下を向かせて自力で排出させる．

また，過換気症候群に対して呼気再吸入を長時間続けると低酸素血症

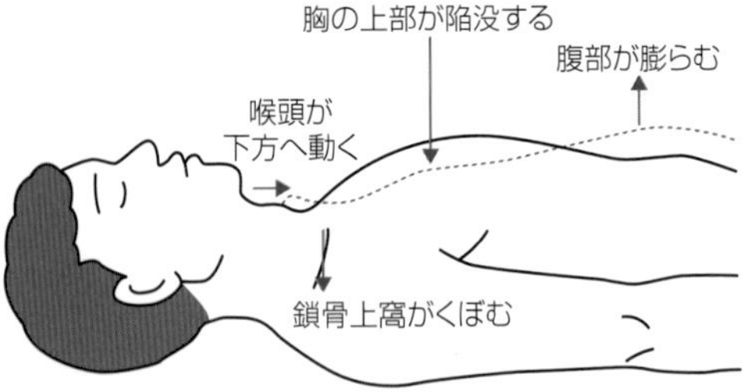

奇異呼吸
気道閉塞では吸気時に胸部が下がり，腹部が上がる．
（高杉嘉弘．歯科臨床医のための疼痛管理と全身管理の基本．学建書院，p.62）．

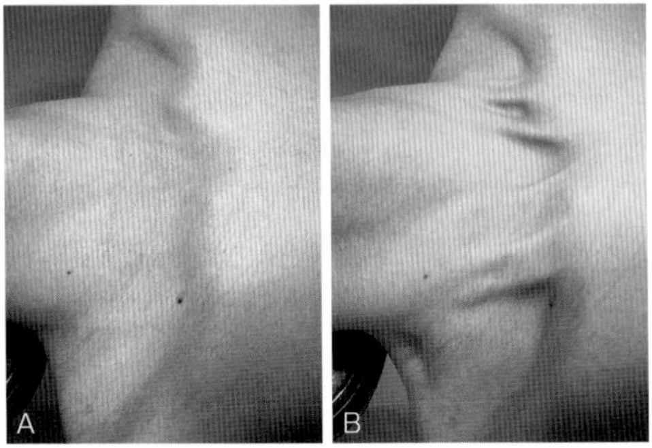

トラキアルタグ
A：通常の吸気時．
B：上気道閉塞では吸気時に鎖骨上窩が陥凹する．

となるため，1分間の再呼吸と数回の室内気吸入を繰り返す．ベンゾジアゼピンもよい適応である．

J 胸痛

緊急性が高いのは，心筋梗塞，不安定狭心症，胸部大動脈解離，肺塞栓症，緊張性気胸による胸痛である．血圧，心拍数が高値を示す場合は，ニトログリセリン，硝酸イソソルビド，酸素を投与する．

K アレルギー症状

アレルギーとは免疫反応によって生体が障害されることをさし，4つに分類される．このうち緊急性が高いのはI型（アナフィラキシー）である．

原因としては抗菌薬，NSAIDs，筋弛緩薬・拮抗薬が多く，肥満細胞や好塩基球表面のIgE抗体と結合して細胞内のヒスタミン，ロイコトリエン，プロスタグランジンなどを放出させる．これらケミカルメディエータは血管平滑筋の透過性を亢進させ，平滑筋を収縮させる．その結果，蕁麻疹，血圧低下，喘息発作が生じる．気道確保，酸素投与，水平位，アドレナリン投与を行う．

アレルギーの分類

分類	Ⅰ型 即時型（アナフィラキシー型）	Ⅱ型 細胞障害型	Ⅲ型 免疫複合体型（アルサス型）	Ⅳ型 遅延型（ツベルクリン型）
機序	抗原が肥満細胞表面のIgEと結合	細胞と反応した抗原がIgG, IgMと結合	抗原とIgG, IgMが結合し補体を活性化	抗原がT細胞と反応
疾患	アナフィラキシー 喘息 アトピー	Basedow病 慢性甲状腺炎 特発性血小板減少性紫斑病	糸球体腎炎	接触皮膚炎 移植片対宿主病（GVHD）

L 誤飲・誤嚥（→ I 呼吸困難参照）

診療中に口腔内に異物を落とした場合は，ゆっくりと側臥位にして吐き出させる．誤飲では多くの場合，自然排泄されるが，腹膜炎を起こす可能性もあるため経過を観察する．誤嚥の場合，異物が小さければ呼吸は可能であるが，完全閉塞すればただちに胸部突き上げ・背部叩打を繰り返す．

Chapter 10
ペインクリニック

Check Point

- 三叉神経痛が説明できる.
- CRPSが説明できる.
- 中枢性顔面神経麻痺と末梢性顔面神経麻痺が説明できる.
- 星状神経節ブロックが説明できる.

A 三叉神経ニューロパチー

三叉神経の機能障害により感覚の異常をきたす疾患の総称. 痛みの有無を問わない. そのうち痛みを伴うものをニューロパシックペイン（神経障害性疼痛）と呼び, 三叉神経痛, 帯状疱疹および帯状疱疹後神経痛, 複合性局所疼痛症候群（CRPS）などが含まれる. 触覚などで痛みを感じる異痛（アロディニア）や痛覚過敏が特徴である.

CHECK　ペインクリニックで扱う代表的な疾患

		原因	症状	治療
三叉神経	麻痺	外傷	知覚麻痺	星状神経節ブロック ステロイド
	興奮	圧迫	神経痛	三叉神経ブロック 神経血管減圧術 カルバマゼピン プレガバリン
		VZV	帯状疱疹後神経痛	星状神経節ブロック カルバマゼピン プレガバリン アミトリプチリン
顔面神経	麻痺	HSV	末梢性顔面神経麻痺（Bell麻痺）	星状神経節ブロック アシクロビル ステロイド
		VZV	Ramsay-Hunt症候群	
	興奮	圧迫	けいれん	神経血管減圧術

このほかにCRPS，非定型顔面痛，非歯原性疼痛などがある．

1）三叉神経痛

神経が埋伏歯や腫瘍などで圧迫されて生じる症候性三叉神経痛と，三叉神経起始部（脳の橋部）が血管によって圧迫されて生じる特発性三叉神経痛に大別される．

（1）特発性三叉神経痛の特徴

中年以降の女性，第2，3枝領域に多く，片側性に発症する．トリガーポイント（発痛帯）に触れると電撃用疼痛を生じる．

（2）治療　よくでる

・カルバマゼピン・プレガバリン投与

・罹患神経のアルコール，高周波などによるブロック

・血管の圧迫を解除する神経血管減圧術（Jannetta手術）

2）帯状疱疹および帯状疱疹後神経痛

帯状疱疹では，水痘帯状疱疹ウイルス（VZV）に罹患した神経に沿って水疱と疼痛が生じる．また，水疱が治癒した後も神経痛が残存する場合，帯状疱疹後神経痛という．

(1) 治療

・帯状疱疹に対してはアシクロビル投与，星状神経節ブロック

・帯状疱疹後神経痛に対してはNSAIDs・プレガバリン投与，星状神経節ブロック

3) CRPS

抜髄，抜歯などが治癒した後も痛みが持続している状態をいう．痛みの悪循環が原因と考えられている．

(1) 治療

・カルバマゼピン・プレガバリン投与

・星状神経節ブロック

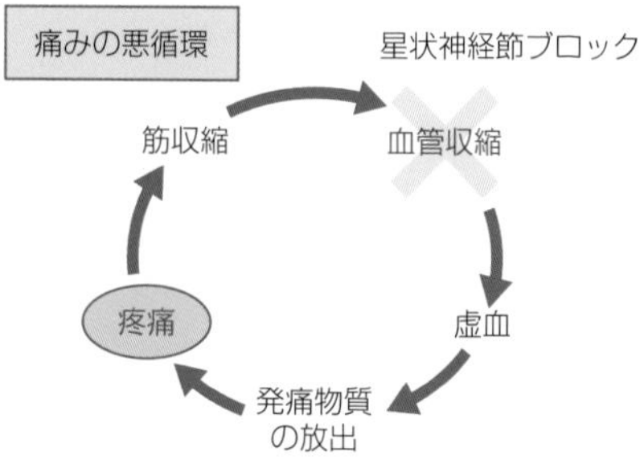

痛みの悪循環と星状神経節ブロック
星状神経節ブロックによって血管を拡張させて発痛物質を吸収させる．

CHECK 星状神経節ブロック（SGB）

頭頸部の交感神経節である星状神経節を局所麻酔薬でブロックし，支配領域の血流を30〜60分間増加させる方法．Horner徴候（縮瞳，眼瞼下垂，眼球陥凹）が出現する．

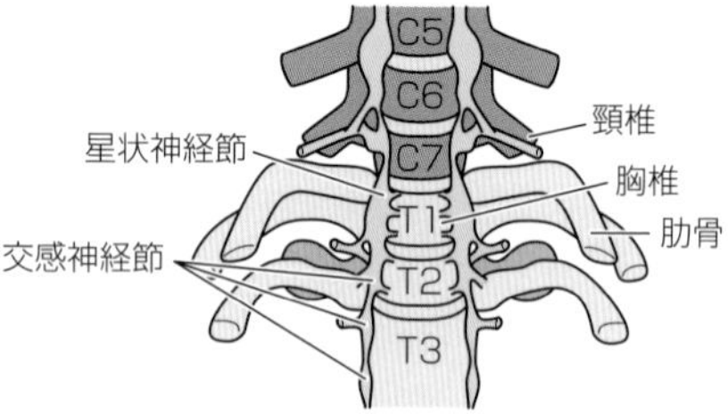

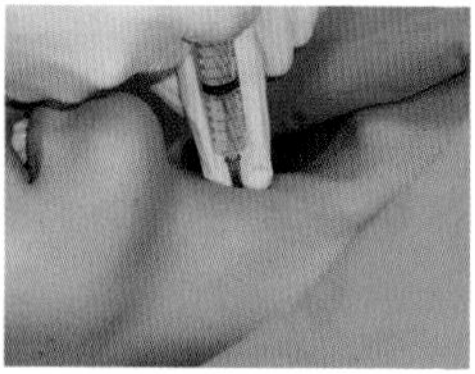

リドカイン，メピバカインなどを用いる．

B 歯科心身症

原因が明らかでない口腔症状のこと．精神疾患を伴う場合は抗うつ薬を投与する．以下の4つが代表的である．

- 口腔灼熱症候群（burning mouth syndrome）：口腔粘膜に焼けつくような痛みを訴える．
- 口腔セネストパチー：口腔周辺に異常感覚（ネバネバする，歯が動く，顎骨が変形するなど）を訴える．
- 咬合違和感症候群：噛み合わせは正常であるが異常感を訴える．
- 歯科恐怖症：強度の恐怖感によって治療が行えない．

C 癌性疼痛

非オピオイド鎮痛薬（NSAIDs，アセトアミノフェン），弱オピオイド（コデイン，トラマドール），強オピオイド（モルヒネ，フェンタニル，オキシコドン，タペンタドール）を組み合わせる．

鎮痛薬使用の基本四原則

①経口投与を基本とする
②時刻を決めて規則正しく
③患者ごとの個別の量で
④そのうえで細かい配慮を

D 顔面神経麻痺

顔面神経の損傷によって生じる末梢性顔面神経麻痺と，脳血管障害や脳腫瘍によって生じる中枢性顔面神経麻痺に大別される．

1）顔面神経の走行

大脳皮質運動野から出た神経は，反対側延髄の顔面神経核で顔面神経

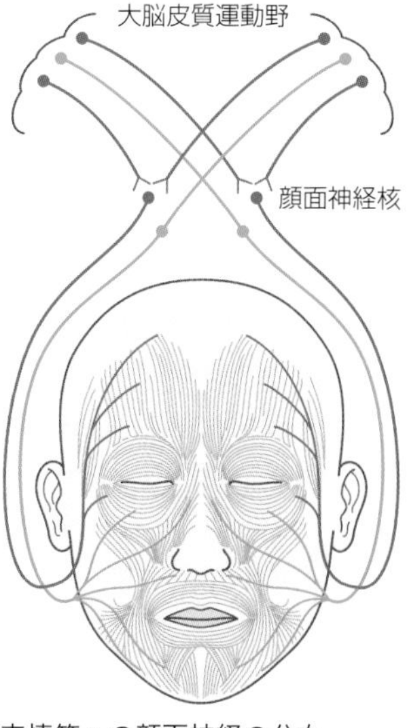

表情筋への顔面神経の分布
下顔面は左右両側の支配を受けている．
（福田謙一．歯科麻酔学，第7版．医歯薬出版，p.519）

とシナプスをつくる．また上顔面に分布する顔面神経は同側大脳皮質からの支配も受ける．

顔面神経核から出た顔面神経は，上唾液核と孤束核から出た中間神経とともに内耳孔から顔面神経管に入り，膝神経節を経由して茎乳突孔から出て表情筋に分布する．中間神経は涙腺に分布する大錐体神経と，舌の味覚と顎下腺，舌下腺の分泌を伝える鼓索神経からなる．

CHECK　顔面神経管内を並走する神経線維

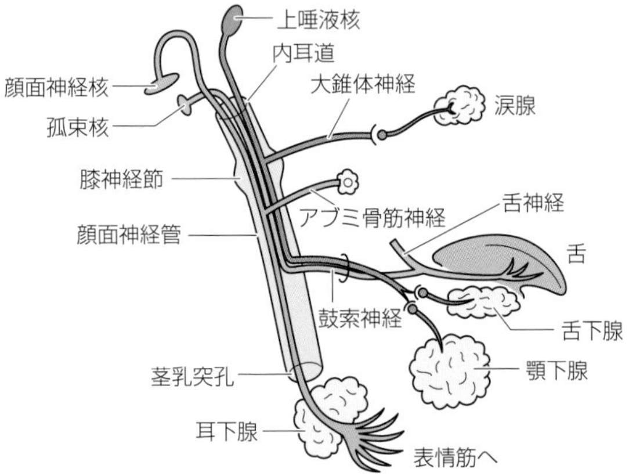

側頭骨内の顔面神経管を走行中に膝神経節をつくり，大錐体神経，アブミ骨筋神経，鼓索神経を出す．
（福田謙一．歯科麻酔学，第7版．医歯薬出版，p.520）

2) 末梢性麻痺と中枢性麻痺

顔面神経核より下位が障害される末梢性麻痺では片側の表情筋すべてが麻痺するが，中枢性麻痺では，同側大脳皮質からの支配も受ける上顔面は麻痺しない（→p.64参照）．

3) 末梢性顔面神経麻痺

顔面神経への単純疱疹ウイルス（HSV）やVZVの再帰感染によって生じる．

顔面神経障害部位と障害の種類

障害部位	表情筋の麻痺	涙分泌障害	アブミ骨筋障害	味覚障害
顔面神経核〜内耳道	○	—	○	—
内耳道〜膝神経節	○	○	○	○
膝神経節〜アブミ骨筋枝	○	—	○	○
アブミ骨筋枝〜鼓索神経	○	—	—	○
鼓索神経より末梢	○	—	—	—

○：あり　—：なし

4) Ramsay-Hunt症候群

VZVが膝神経節に再帰感染して生じる．顔面神経麻痺に加え内耳神経が障害されれば耳鳴り，めまい，三叉神経が障害されれば耳介周辺の水疱などの耳症状を伴う．

5) 末梢性顔面神経麻痺の治療　よくでる

・アシクロビル・プレドニゾロン投与，ビタミンB_{12}・ATP製剤投与

・星状神経節ブロック

付録―おもな救急薬
アドレナリンと相互作用を示す常用薬

救急薬

昇圧薬	エフェドリン
降圧薬	ニカルジピン（静注） ニフェジピン（経口）
抗不整脈薬	徐脈性不整脈：アトロピン 頻脈性不整脈：リドカイン
抗けいれん薬	ジアゼパム チアミラール，チオペンタール
喘息，アナフィラキシー	アドレナリン（筋注）
心停止	アドレナリン（静注）

アドレナリンと相互作用を示す常用薬

β遮断薬 L-dopa 三環系抗うつ薬	血圧上昇
抗精神病薬	血圧低下
β刺激薬 ジギタリス キサンチン誘導体	不整脈

文献

Chapter 1

1) 金子 譲監修. 歯科麻酔学, 第7版. 医歯薬出版, 2011 (Chapter 2～6, 8, 9においても参照).
2) Greenstei B, et al, 大石 実訳. カラー図解 神経の解剖と生理. メディカルサイエンスインターナショナル, 2001.
3) 上条雍彦. 口腔解剖学 4 神経学. アナトーム社, 1967.
4) 河田光博ほか. カラー図解 人体の正常構造と機能 Ⅷ 神経系 (1). 日本医事新報社, 2004.
5) 久野みゆきほか. カラー図解 人体の正常構造と機能 Ⅸ 神経系 (2). 日本医事新報社, 2005.

Chapter 2

1) Moore KL, et al, 佐藤達夫ほか監訳. 臨床のための解剖学. メディカルサイエンスインターナショナル, 2008.
2) 小川鼎三ほか. 分担 解剖学 3 感覚器学・内臓学. 金原出版, 1982.
3) 牛木辰夫ほか. カラー図解 人体の正常構造と機能 Ⅰ 呼吸器. 日本医事新報社, 2002.
4) 花岡一雄編. 麻酔生理学. 真興交易医書出版部, 1999.
5) Despopoulos A, et al, 佐久間康夫監訳. カラー図解 よくわかる生理学の基礎. メディカルサイエンスインターナショナル, 2005.

Chapter 3

1) 大谷 修ほか. カラー図解 人体の正常構造と機能 Ⅱ 循環器. 日本医事新報社, 2000.
2) Levick, JR, 岡田隆夫監訳. 心臓・循環の生理学. メディカルサイエンスインターナショナル, 2011.
3) 外須美夫. 呼吸・循環のダイナミズム. 真興交易医書出版部, 2001.
4) Lilly LS, et al, 川名正敏ほか訳. ハーバード大学テキスト 心臓病の病態生理, 第3版. メディカルサイエンスインターナショナル, 2004.

Chapter 4

1) Evers H, et al, 東理十三雄監訳. 図説歯科局所麻酔. 南江堂, 1983.
2) 嶋田昌彦ほか編. わかる！できる！歯科麻酔実践ガイド. 医歯薬出版, 2010 (Chapter 5, 6においても参照).
3) 浅田 章編. 局所麻酔 その基礎と臨床. 克誠堂出版, 2004.
4) 高崎眞弓. 「こだわり」の局所麻酔. メディカルサイエンスインターナショナル, 2002.
5) 古屋英毅ほか編. 歯科麻酔・全身麻酔の手引き, 第3版. 学建書院, 2012.

Chapter 5

1) 住友雅人ほか編. シナリオで学ぶチュートリアル歯科麻酔. 医歯薬出版, 2007 (Chapter 6においても参照).
2) 小谷順一郎編. スタンダード 全身管理・歯科麻酔学. 学建書院, 2017 (Chapter 6においても参照).
3) Miller RD, et al, 武田純三日本語監修. ミラー麻酔科学. メディカルサイエンスインターナショナル, 2007.

Chapter 6

1) 高杉嘉弘. 歯科診療で知っておきたい疼痛管理と全身管理の基本. 学建書院,

2013(Chapter 8, 9においても参照).

Chapter 7

1) 日本蘇生協議会監修. JRC 蘇生ガイドライン 2020. 医学書院, 2021.

Chapter 8

1) 小谷順一郎ほか編. 新訂版 知りたいことがすぐわかる高齢者歯科医療－歯科医療につながる医学知識－. 永末書店, 2017.
2) 福井次矢ほか編. 内科診断学. 医学書院, 2000.

Chapter 9

1) 医療情報科学研究所編. 病気がみえる vol.2 循環器. メディックメディア, 2003.
2) 医療情報科学研究所編. 病気がみえる vol.4 呼吸器. メディックメディア, 2008.
3) 医療情報科学研究所編. 病気がみえる vol.7 脳・神経. メディックメディア, 2011.

Chapter10

1) 山根源之ほか編. 口腔内科学, 第2版. 永末書店.

【著者略歴】

砂《すな》田《だ》勝《かつ》久《ひさ》

1984 年　日本歯科大学歯学部歯科麻酔学教室助手
1996 年　ブリティッシュコロンビア大学歯学部（～ 1997 年）
2007 年　日本歯科大学生命歯学部 歯科麻酔学講座教授

日本歯科麻酔学会 歯科麻酔専門医

歯科国試パーフェクトマスター
歯科麻酔学 第 2 版　　ISBN978-4-263-45881-5

2018 年 10 月 25 日　第 1 版第 1 刷発行
2022 年 8 月 15 日　第 2 版第 1 刷発行

著　者　砂　田　勝　久
発行者　白　石　泰　夫

発行所　医歯薬出版株式会社
〒113-8612　東京都文京区本駒込 1－7－10
TEL.（03）5395－7638（編集）・7630（販売）
FAX.（03）5395－7639（編集）・7633（販売）
https://www.ishiyaku.co.jp/
郵便振替番号 00190－5－13816

乱丁，落丁の際はお取り替えいたします　　印刷・真興社／製本・愛千製本所

索引

あ行

亜酸化窒素 36, 51
アスピリン喘息 60
アセチルコリン 3
アドレナリン 25
——による反応 35
アナフィラキシー 34
アミド型 21
アミトリプチリン 83
アミノ安息香酸エチル 21
アロディニア 82
イソフルラン 36
医療用BLS 54, 55
インスリン 70
運動麻痺 79
エアウェイ 43
エステル型 21
オトガイ神経 29

か行

下顎孔伝達麻酔 30
下顎神経 28
過換気症候群 32
拡張期血圧 17
下歯槽神経 28
ガス麻酔薬 36
活動電位 5
カプノメータ 45
カルバマゼピン 83
間欠的空気マッサージ器 48
冠循環 18
緩徐導入法 41
癌性疼痛 85
感染性心内膜炎 68
顔面神経麻痺 85
奇異呼吸 79
気管支けいれん 47
気管挿管 44
気道異物 56
気道確保 42
揮発性麻酔薬 36
急速導入法 41
吸入鎮静法 50
吸入麻酔薬 36
仰臥位低血圧症候群 73
胸骨圧迫 56
頬神経 28
狭心症 62
胸痛 80
胸部突き上げ 56
局所麻酔薬 21
局所麻酔薬中毒 34
虚血性心疾患 62
筋弛緩薬 38
経皮的動脈血酸素飽和度 11
経皮的動脈血酸素飽和度
モニタ 45
けいれん 78
ケタミン 37
血圧 18
血液ガス分配係数 41
血管収縮薬 24
血管迷走神経反射 31
血糖降下薬 70
誤飲・誤嚥 81
交感神経 8
抗凝固薬 63
高血圧性脳症 62
抗血小板薬 63
抗血栓薬 63
抗コリンエステラーゼ薬 40
甲状腺機能亢進症 71
甲状腺クリーゼ 71
甲状腺刺激ホルモン 71
高浸透圧高血糖症候群 70
拘束性換気障害 14
喉頭けいれん 47
呼気終末二酸化炭素分圧
測定 45
呼吸困難 79

さ行

細胞外液補充液 46
サイロキシン 71
三叉神経 26
三叉神経核 9
三叉神経節 9
三叉神経痛 83
三尖弁 17
酸素分圧 12
酸素飽和度 12
死腔 12
シクロオキシゲナーゼ 72
刺激伝導系 18
失神 78
シナプス 3
市民用BLS 54
シャント 12
収縮期血圧 17
上顎神経 26
笑気 36
笑気吸入鎮静法 51
硝酸イソソルビド 62
上室性期外収縮 64
静脈血混合 12
静脈内鎮静法 52
静脈麻酔薬 36

ショック 78
自律神経 1
心音 20
心筋梗塞 62
神経核 8
神経血管減圧術 83
神経節 8
神経伝達物質 3
心原性脳塞栓 63
心室細動 58, 65
心室性期外収縮 64
心室頻拍 65
浸潤麻酔 26
心静止 58
心臓弁膜症 68
心停止 76
心停止アルゴリズム 57
心電図 19
心拍数 17, 19
深部静脈血栓症 48
心房細動 65
頭痛 79
ステロイド 71
スパイロメトリ 13
星状神経節ブロック 84
声帯 10
声門 10
声門上気道確保器具 43
舌神経 28
舌の知覚 29
セボフルラン 36
全静脈麻酔 44
全身麻酔薬 36
喘息 59
僧帽弁 17

た行

帯状疱疹 83
帯状疱疹後神経痛 83
体性神経 1
大動脈弁 17
代用血漿 46
脱分極性筋弛緩薬 39
弾性ストッキング 48
チアノーゼ 13
中枢神経 1
中枢性麻痺 86
跳躍伝導 6
痛覚過敏 82
低血糖性昏睡 70
デスフルラン 36
テタニー 32
糖尿病 69
——性ケトアシドーシス 70
動脈管 72
動脈血酸素分圧 11
動脈血酸素飽和度 11
動脈血二酸化炭素分圧 11
トラキアルタグ 79
トリヨードサイロニン 71

な行

二次ガス効果 42
ニトログリセリン 62
ニューロパシックペイン 82
ニューロン 2
脳血管障害 63
脳梗塞 63
脳出血 63
脳卒中のサイン 64
濃度効果 41
ノルアドレナリン 3

は行

肺塞栓 48
バイタルサイン 75
肺動脈弁 17
背部叩打 56
肺胞 11
バルビツレート 36
非脱分極性筋弛緩薬 39
非定型顔面痛 83
フェリプレシン 25
フェンタニル 38
副交感神経 8
腹部突き上げ 56
不整脈 64
プレガバリン 83
プロピトカイン 21
プロポフォール 36
平均動脈圧 62
閉塞性換気障害 14
ペインクリニック 82
ベンゾジアゼピン 53
房室ブロック 66
本態性高血圧 61

ま行

末梢神経 1
末梢性麻痺 86
麻薬拮抗性鎮痛薬 38
麻薬性鎮痛薬 38
慢性閉塞性肺疾患 60
ミエリン鞘 2
味覚 29
無髄線維 2
無脈性心室頻拍 58
無脈性電気活動 58
メチルパラベン 22
メチレンブルー 35
メトヘモグロビン血症 35
メピバカイン 21

や行

有髄線維 2
輸液 46

用手的気道確保法 …… 42

ら行

ラリンジアルマスク …… 43
ランビエ絞輪 …… 6
リドカイン …… 21
輪状甲状靱帯穿刺 …… 79
レミフェンタニル …… 38

欧文・数字

γ-アミノ酪酸 …… 37
AED …… 56
ALS …… 54, 58
ASA分類 …… 40
BLS …… 54
COPD …… 60
COX …… 70
CRPS …… 84
FT_3 …… 71
FT_4 …… 71
GABA …… 37
GCS …… 76
Glasgow coma scale …… 76
Henderson-Hasselbalch式 …… 23
Jannetta手術 …… 83
Japan coma scale …… 76
JCS …… 76
K^+漏洩チャネル …… 4
MAC …… 41
Na^+/K^+-ATPase …… 4
Na^+ポンプ …… 4
$PaCO_2$ …… 11
PaO_2 …… 11
pKa …… 23
Ramsay-Hunt症候群 …… 87
Ramsayスコア …… 52
SaO_2 …… 11
SpO_2 …… 11
ST上昇 …… 20
ST低下 …… 20
TIVA …… 44
VF …… 58
VT …… 58
1回換気量 …… 11
1秒率 …… 14
1秒量 …… 14
3-3-9度方式 …… 76
%肺活量 …… 14